U0288004

陪伴失智症的日子

失智症：认识、照顾、陪伴

原　著　安妮克·范·德·普拉茨（Anneke van der Plaats）
　　　　迪克·科茨（Dick Kits）

主　译　安琪·斯顿豪斯（Antje Steenhuizen）

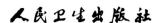
人民卫生出版社

图书在版编目（CIP）数据

陪伴失智症的日子 /（荷）安妮克·范·德·普拉茨
原著；（荷）安琪·斯顿豪斯主译 . —北京：人民卫生
出版社，2019

ISBN 978-7-117-28714-2

Ⅰ.①陪…　Ⅱ.①安…②安…　Ⅲ.①阿尔茨海默病
－护理　Ⅳ.①R473.74

中国版本图书馆 CIP 数据核字（2019）第 142701 号

人卫智网　www.ipmph.com　医学教育、学术、考试、健康，
　　　　　　　　　　　　　　购书智慧智能综合服务平台
人卫官网　www.pmph.com　人卫官方资讯发布平台

版权所有，侵权必究！

图字：01-2018-2403

陪伴失智症的日子

主　　译：安琪·斯顿豪斯
出版发行：人民卫生出版社（中继线 010-59780011）
地　　址：北京市朝阳区潘家园南里 19 号
邮　　编：100021
E - mail：pmph @ pmph.com
购书热线：010-59787592　010-59787584　010-65264830
印　　刷：北京顶佳世纪印刷有限公司
经　　销：新华书店
开　　本：710×1000　1/16　　印张：9
字　　数：152 千字
版　　次：2019 年 9 月第 1 版　2019 年 9 月第 1 版第 1 次印刷
标准书号：ISBN 978-7-117-28714-2
定　　价：98.00 元

打击盗版举报电话：010-59787491　E-mail：WQ @ pmph.com
（凡属印装质量问题请与本社市场营销中心联系退换）

作者导言

随着人们的寿命越来越长,老年人的数量也在增加。更长的寿命为我们提供了美好的前景,但是另一方面,老年人口的上升也是全球面临的最大挑战之一。

与此同时,失智症[1]患者群体人数与日俱增,甚至可能会增长为今天的2倍。这也意味着几乎所有人,不论是现在已经在经历的,还是更多的、在未来要经历的人,都会以某种方式接触到失智症:作为亲朋好友、消防员或警察、邻居或志愿者、店主或公务员等。我们必须在私人和公共生活中为此做好准备。

具备大脑功能的知识是了解失智症的基础。在这本书中,我们试图清楚地描述在失智症患者的头脑中和生活中发生的事情。这本书还将解释我们如何应对每天会遇到的或者可能会遇到的有关问题,也会说明护理人员应该如何应对这些日常问题。

患上失智症以后,患者首先会忘记一些事情。但是,失智症不仅仅是遗忘,也是失去思维的能力和选择的可能。因此,患者有可能会出现疑心过重、恐惧和困惑的情绪。这种行为会给患者和他们周围的人带来痛苦,也往往会被错误地解读。

尽管患者会失去记忆力和思维能力,但是并不会失去他们的情感,更不会失去自己的灵魂。他们永远是人,是独特的人,所以他们应该得到尊重,即使是在依赖别人生活的情况下也应该得到良好的照顾、护理和帮助。所有没有患病的人都有责任按照以上的态度对待身边的患者。

---

1 译者注:失智症、痴呆症皆是英文单词"dementia"(荷兰语:dementie)一词的中文翻译,指的是由于大脑损伤而造成的记忆、思维等能力的退化甚至丧失。本书中将使用"失智症"一词代指此种病症,因为它是相对来说更学术、更中性的表达方式。

陪伴失智症的日子

"失智症不仅仅是遗忘,也是失去
思维的能力和选择的可能。"

序 言

本书讲的失智症,英文为 Dementia,在日本称为认知症,我国台湾地区称为失智症,我国香港地区称为认知障碍症或脑退化症,我国大陆医学界一般称为痴呆症,民政部门一般有"失能失智"的用法,是因各种脑部伤害或疾病所导致的渐进性认知功能障碍症状的总称,如记忆、注意力、语言、计划能力下降或丧失,严重时会无法分辨人事时地物,进而丧失生活能力,包括阿尔茨海默病、帕金森病痴呆、路易氏体痴呆、额颞叶痴呆等神经系统退行性疾病,也包括血管性痴呆和因感染、脑外伤、脑积水、中毒、缺氧等原因引起的痴呆症。

失智症是心脏病、癌症和中风之后,导致老年人致残和死亡的第四大病因,具有高发病率、高致残率、长病程、高医疗费用、高照护费用等特点,对患者本人、家庭和社会都是沉重的负担。

最常见的失智症是阿尔茨海默病,临床上以记忆障碍、失语、失用、失认、视空间能力损害、执行功能障碍以及人格和行为改变等全面性痴呆表现为特征。阿尔茨海默病的发病率与年龄有关,年龄越大,发病率越高。据文献报道,我国 65 岁以上患病率为 3%~5%,有患者 600 万~900 万,人均年经济负担为 13.2 万元,全国每年总经济负担超过千亿元。

从内容来看,虽然也涉及到其他类型的失智症,本书主要以阿尔茨海默病患者为对象展开,为与本书的提法一致,下面的讨论也主要以阿尔茨海默症为对象展开,不再对术语进行严格界定和区分。另外,为了表述方便,也不再对患者、老人和长辈等进行严格的区分,视上下文分别使用。

目前,阿尔茨海默病的医院诊断是基本明确的,即可以通过问诊、查体和神经心理与影像检查等手段进行诊断和分期。但由于病因迄今未明,医学上还没有能够治愈疾病的特效药物和手段。对于失智症患者来讲,在没有根本性治愈手段的情况下,良好的生活照料、护理和环境支持就显得非常重要,可以让老人在认知能力受限的情况下,仍然获得有品质、有尊严的生活。

接到本书作者迪克·科茨(Dick Kits)先生为本书写序的邀请,一方面非常高兴,很愿意来写这个序言,因为前期和迪克·科茨(Dick Kits)先生及其同事保罗·詹森(Paul Jansen)认识有几年的时间,并有合作培训的意向,与普拉茨(Anneke van der Plaats)女士在荷兰也有过交流,了解书中的内容,知道是一本非常有价值的著作,对于提升我们对失智症老人的认识和照护技术具有重要的指导意义;另一方面,也比较忐忑,不太敢下笔,因为我本人不是医学、护理、心理学或养老等直接相关专业背景出身,担心说错话,产生误导。不过因为很早就答应过了,中间推掉会耽误出版进度,就勉强用自己8年来从事老年服务,特别是近几年在失智老人评估、照护和认知训练研究与实践工作中所掌握的一些不系统的知识来尽力完成好这个任务,主要是讲一下自己的理解和感受,不当之处请专家和同仁批评指正。

北京市科学技术研究院对老年服务的研究始于2010年,最早是开展智慧养老技术的开发,后来发现单靠智慧养老很难解决问题,就增加了线下服务的研发,重点是研发能融入老人的日常生活、照护和专项的健康促进活动之中的辅疗技术,其中包括认知训练、失智评估和筛查等内容,合作伙伴包括中科院心理研究所、北京师范大学、宣武医院、复兴医院等单位的专家及我国台湾地区的专家,逐渐积累了一些相关知识,也初步了解了该领域发展的基本情况。

本书的三个关键词"认识、照顾、陪伴"非常准确点出了这本书的价值,即对目前我们在对失智症患者关爱或照护工作中比较缺失的内容给出了答案和见解。

认识

长期以来,我们对失智症的认知度非常低,科学普及率很低,很多人分不清健忘和失智,甚至周边很多朋友的父母已经有明显的失智症状,但经常会认为是年纪大了的正常现象或一时糊涂。与此同时的另外一个极端是误以为是得了绝症,因为几乎所有的资料都在讲"失智症是不可治愈的""认知能力和生活能力会逐渐消失"等,结果是失去希望和自立生活的信心,很早就进入被照护和消极生活的阶段。另外,护理人员经常会从普通老人的角度来理解他/她们的行为,进行处置和提供服务,如不雅行为、情绪不稳、猜疑、幻觉以及不爱活动和交流等,往往效果很差,甚至适得其反。

本书的创新之处在于从认知的角度解释了脑认知功能的运作机制,并简洁形象地解释了失智症的核心原因及所引发各种认知障碍、问题和行为的成因。本书将脑的认知功能分为了四个层次。

第1层:包括归类、整理、内环境稳定(身体对变化做出自我调整)、初级反射行为等功能。

第2层:包括原始情绪(高兴、惊讶、恐惧、厌恶、生气和伤心)等功能。

第3层:包括深思熟虑的行为,有意识地使用记忆、情绪和运动等功能。

第4层:包括计划/执行、自我意识、时间意识、选择、理念、日常生活等功能。

其中,失智症的核心问题是第 3 层"记忆"功能的损伤,包括短期记忆的丧失和长期记忆功能的逐渐消失。我们对事物的"解读"是对已"存储"的记忆的查询和判断得到的,当不能"存储"记忆或"存储"的记忆消失后,"回忆"和"解读"就会出现障碍,进而位于第 4 层的思考、判断和计划等功能就会跟着出现障碍和逐步丧失。这样,我们就比较容易理解失智症患者的行为:

- 短期记忆功能丧失。从患上失智症开始,头脑就不再存储新的图像和记忆,他 / 她们不会记得家人已经来探望过了,也不会记得是否吃过饭、吃过药。新事物产生的图像也不会再被赋予意义,如果我们给失智症的母亲送一台平板电脑,她总会不停地问:"这是什么东西?"因为新事物的意义没法被储存起来。

- 长期记忆逐渐丧失。现有的回忆和图像会慢慢消失,首先过去 10 年的回忆和图像、然后过去 20 年的、30 年的、40 年的……即失智症老人的记忆和图像在某个时刻会倒退回零岁到 20~25 岁。正因为如此,提到儿女的时候,他们想起的是婴儿时期的孩子;谈到自己爱人的时候,想起的是他或她年轻时的样子,或将爱人认作是他 / 她的兄弟姐妹或孩子。

- 思考和判断困难。由于作为思考和判断基础的记忆受损,因此,他 / 她们做需要判断的事情比较困难,不过第 1、2 层实现的自发性行为功能一般不会受损,比如回答"你想喝什么"的问题是非常困难的,而回答"你想喝牛奶吗"的问题就容易多了,在失智症的后期则只能对"给你牛奶"做出反应。

另外,本书还用动态刺激、静态刺激、共情、杏仁核、认知抑制中心等概念,进一步解释了失智症患者经常遇到的障碍、困难和引发的行为,形成了一个完整的理论体系,同时因为有很多的具体案例,并提炼出了一些基本原则,也具有很强的操作性和指导性。

照顾

本书关于失智症的知识,使我们可以更好地理解失智症长辈行为,提供更好的照顾,包括家人的照护和社会的照护。除了和普通老人一样需要良好的基本生活照护外,失智老人照护的关键是情绪管理和现有认知功能的尽可能维持。

患上了失智症以后,患者首先会忘记一些事情。但失智症不仅是遗忘,也是失去思维的能力和选择的可能。因此,患者有可能会出现疑心过重、恐惧和困惑的情绪或所谓的精神行为异常。这就需要我们深入地了解其过往经历和目前认知状态、心理状态和身体状况,站在他 / 她们的角度进行思考、沟通和服务。

消除能够造成引起他/她们困惑、疑心和恐惧的环境和行为是失智老人照护的重要内容，如在熟悉的场景里，他/她们就知道要怎么做，但是在新的环境时却不知道怎么做。例如，一些失智老人根本不知道该怎么用按钮来打开电灯，因为他/她们找不到开关，而在一个老式的、拉绳开灯的房间里就可能会把灯打开。这也是本书的另外一个核心内容，即环境辅疗，当然作者讲的"环境"既包括物理环境，也包括软环境，如服务行为。

在认知功能维持方面，目前业界研究和实践的一个热点是各种辅疗技术。已经有不少的实证性研究，认为适当的训练或辅疗有助于延缓病症发展，如运动、音乐、园艺、怀旧、游戏、高声朗读、算术等，因其无副作用、成本低、与老人的日常生活相融，被普遍接受，也有其一定的理论依据。不过，严格意义上来讲，受制于脑科学本身发展的不充分，各种的辅疗技术或方法本质上还属于照护的范畴，与医学意义上的治疗还有一定的差距。

上段中"与老人的日常生活相融"是一句非常关键的话。由于发展时间较短，与国外相比，我国老年照护服务的总体水平还处在较低的水平。相对来说，房间、进餐、用药、洗澡、如厕等基础性服务相对较好，并在不断提升，但文娱活动和健康管理方面的服务项目相对缺乏，应该让这些活动成为所有或大多数失能失智老人日常生活一部分，而不仅仅限于少数活跃老人的兴趣团体活动。

辅疗本质上是文娱活动和健康管理活动，难点在于什么样的活动才能使老人愿意参与，其次才是治疗、康复等技术的应用。对于失智老人来讲，如何理解她们当前认知状态下的喜好是一个非常关键的技术。每个的人生活经历不同，认知能力损伤程度不同且随时间变化。这样，失智老人照护一定是个性化的、动态的，而机构或服务单位还得考虑经济性和效率，因此是一个非常大的挑战。

陪伴

正如本书中所提到的，尽管失智症患者会失去记忆力和思维能力，但是并不会失去他们的情感，也更不会失去自己的灵魂。他/她们永远是人，是独特的人，所以即使是在依赖别人生活的情况下也应该得到良好的照顾、护理、帮助和尊重。

日本的失智症患者左藤雅彦先生也表达过同样的心声。他在2005年51岁的时候，因诊断出阿尔茨海默病而退休，在经历过初步的恐慌、绝望和困难后，决定保持一个人独立生活(后来享受日本长期照护险提供的相关居家服务)，还可以进行摄影、旅行和演讲活动，并在2014年在永田久美子女士等人的帮助下出版了《失智症的我想告诉你们的事》一书。

书中他讲述了他遇到的困难和生活与心路历程,也讲了社会对失智症患者的误解,"最大的敌人其实不是病症本身,而是那些错误的偏见"。下面是根据书中原话的摘录,供大家参考:

- 对失智症患者来讲,自己的生活及人生,将会产生巨大的变化,虽然非常令人遗憾,却绝对不是不幸。得了失智症后,虽然有许多不能再做的事,但还是有许多可以做的事。不要为自己失去的功能烦恼、叹息,不要绝望,不要放弃人生,而要抱持着希望! 应该要相信自己还保有的能力,依然可以过着快乐且有意义的生活。

- 对家属来讲,失智症患者并不是什么事都没有在想,他 / 她只是无法立刻做出判断,或者是把心中所想的事化作言语说出口而已。但因为存在认知障碍,不管做什么事,都需要花上更多的时间,也经常会失败,像这样的时刻,还请给予温暖的守护和陪伴。失智症患者绝对不会希望因为自己的缘故,使负责照顾的家人变得疲惫! 在日常生活中分他们一些简单的力气能及的工作,会使他们产生自己仍然具有用处的真实感,进而产生自信。要是什么都不做的话,症状可能会很快就恶化。

- 对社会来讲,得了失智症的人,并不是什么都不了解的人,也不是劣等的人,更不是可怜的人。他 / 他们并不想老是被关在养老院或是医院里,而想到外头街上,不管是买买东西,或是到咖啡店里聊聊是非,仍然希望可以过着跟得失智症前相同的生活。如果在我们生活的地区有能够给予我们支持的人,将是非常有帮助的。

在这个意义上,陪伴和关爱失智症患者是我们整个社会的事情,需要社会提供良好的支持,包括政府、医院、社区、养老机构和家属,包括我们所有人。对于子女来讲,父母更需要亲情的陪伴。最后我想用用当代文学大师贾平凹怀念母亲的文章中的一段话来结束这篇序言,与大家共勉:

"今生今世,我最忘情的哭声有两次,一次在我生命的开始,一次在你生命的告终。第一次我不会记得,是听你说的,第二次你不会晓得,我说也没用。"

让我们珍惜当下的时光,现在就行动,别让等待变成了回忆;多一些对待自己的孩子般的耐心、理解和关爱,对失智症长辈,对天下父母!

刘建兵

北京市科学技术研究院

智慧健康养老与服务工程重点实验室

目　录

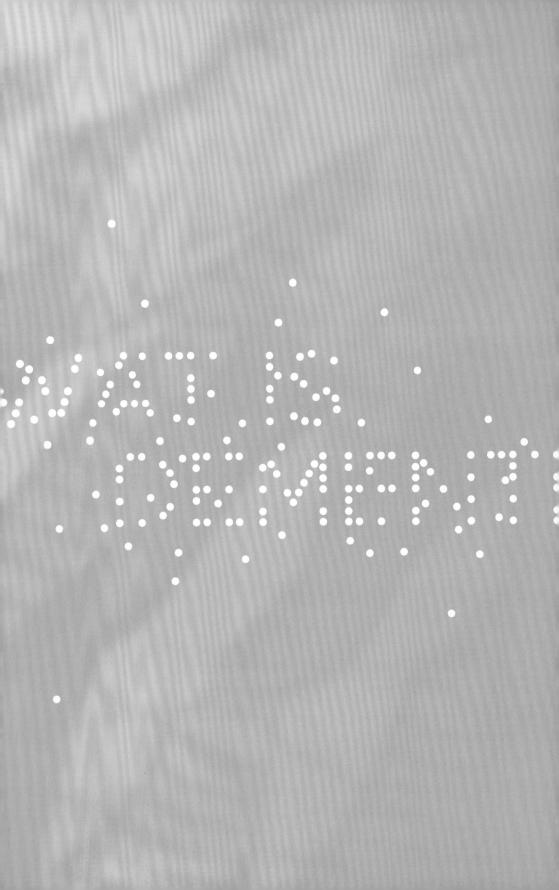

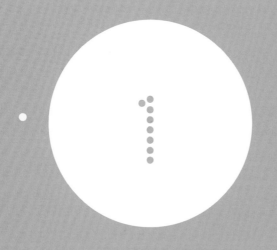

什么是失智症?

大脑的运作：
失智症是怎么引起的？

我们头脑的四个层次

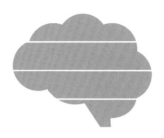

一个奇迹般的小人儿正在子宫中生长着。躯干、胳膊腿儿、小小的手指、头在最上面。头中的大脑正在发育,里面有个由数百万细胞相互连结的神奇系统,共同组成了我们的头脑。

在出生之后,我们用头脑思考,这是一件美妙的事情。而思考又能帮助我们了解头脑运作的方式。这对头脑功能健全的人来说固然很有意义,但对头脑功能不正常的人来说更为关键。头脑功能不正常的人,可能会给别人添麻烦,或者行为举止不合时宜,比如发出尖叫、咒骂或者说些冒犯别人的话。为了能够正确地处理这样的情况,我们就必须首先认清头脑的工作方式,并了解头脑异常的行为。

因此,我们先从头脑讲起。头脑指的是两个脑半球、智力、思维、意识、洞察力和理性等的集合。

低脑与高脑

美丽的新生命正在子宫中生长着,头脑也开始发育了。头脑由四个层次组成,就如同下一页图中所示。低脑由第一层和第二层组成;高脑则由第三层和第四层组成。这四个层次在胎儿还在子宫中时就已经形成了。

简而言之:出生时头脑的四个层次就已经形成,但每层仍然是原始的空白状态。

头脑的四个层次在子宫中形成时可能会受到影响。这种影响可能来自于母亲无法掌控的自然环境,也可能是因为母亲的生活方式不适宜胎儿头脑的发育。比如,吸烟、饮酒和服用有害的食品或药品。一个具体的例子:如果胎儿在子宫内缺氧达到 10 分钟,就可能患上注意缺陷多动障碍(ADHD,多动症)。所以说这个过程对怀孕的母亲来说是一个挑战。

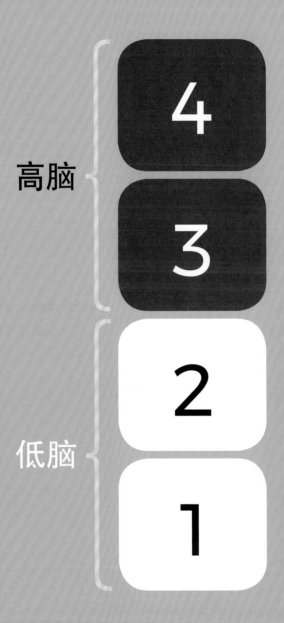

高脑

低脑

我们头脑的发育

我们就这样降生到了这个世界,只有原始空白的头脑。我们最多会记得母亲的心跳、被包裹着的感觉和湿润的感觉,还有可能会记得在妈妈腹中听过的音乐,但,头脑里基本是空白的。

从下图中我们可以发现,人生的头 24 年,我们头脑中的四个层次被一点一点地填充。按照从下到上的顺序,存储着各项日常生活技能。第一层中存储着最简单的技能,第三层和第四层则存储着最复杂的技能。

头脑的发育到 24 岁才完成

出生以后的 1 年,第一层开始发育。此时存储的是初级生命功能:饥饿、疼痛、入睡和醒来。也就是说,有目的性的功能还未开发。第二层从 2 岁开始不断地发展,直到过完 6 岁生日。这是典型的"幼儿层次"。这一层主要存储本能以及模仿行为。4~5 岁,第三层和第四层开始发育,这里存储着最复杂的技能,比如思考和选择。第四层中负责最困难的技能之一:开始、坚持并成功做完某一件事。大脑的这些高级功能要到 24 岁时才充分地发育完成。这就解释了青春期青少年的叛逆行为。虽然青少年们不这么认为,但是他们的大脑确实还远没有完全发育。

简而言之:24 岁时,我们的头脑发育完成,所有的四个层次都能正常工作。

人生
第 24 年

人生
第 2~5 年

满周岁
之前

4

3

2

1

情感与理性在头脑中的位置

思考和选择功能储存在第三层和第四层中。这是头脑非常典型的理性功能。所以,高脑也是理性的部分。

低脑则是处理情感的部分。这个情感中心体积相当小,位于高脑下面。理性部分比情感部分体积大得多。理性部分之所以比情感部分占用的的空间大,与第三层和第四层中所存储技能的复杂性有关。拿一个简单的例子来说:考虑是不是要一束康乃馨送给妈妈是非常复杂的过程,也需要更长思考时间。相反的,看到花就想买给妈妈这个过程要简单得多。

这种源于情感的自发行为存储在第二层,因为自发行为总是和情感相关的。下面的例子说明了自发性并不总有好的结果。假设你在街上遇到一个十年没见的人,是你以前的同学。这有点出乎你的意料,所以你不由自主地说:"哦,见到你太好了!"这句话有些欠考虑,因为30分钟之后那个人还对你喋喋不休。这时候你就会想:"我其实不那么喜欢你。"因此,自发行为也是有潜在危险的。

简而言之:自发的行为不需要思考,它们产生于负责情感的低脑。

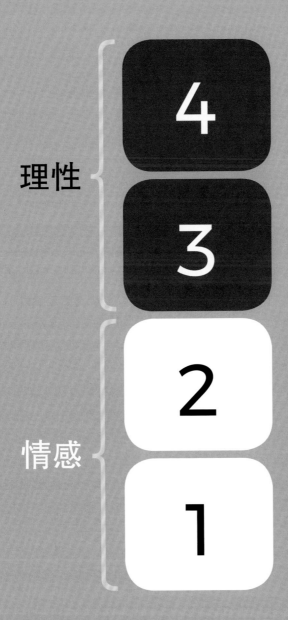

理性

情感

我们头脑的四种功能

我们将接收到的图像(我们所看到的)、声音(所听到的)和气味(所闻到的)等等称为刺激。

我们在商场里乘坐扶梯上楼的时候,一边闻到烤肉的味道,一边观察着身边的商品和人。这些都是刺激。我们接受这些刺激并把它们处理成信息,再决定是否采取行动。在这个过程中,涉及四种功能:整理归类、排序组织、思考和选择。

从无序到选择

刺激首先进入第一层的底部,然后上升到第二层,最后经过第三层到第四层。在第一、二层,所有刺激杂乱地进入大脑,并首先接受整理归类(按类型:所看到的、所听到的、所接触的),然后进行排序组织(按近 - 远、动 – 静、明 - 暗、颜色和材质等)。在商场的扶梯上,我们首先在一片混乱中接受到了周围人和商品的图像、味道(烤肉、香水)和声音("特价优惠")。我们首先把这所有的信息进行归类、整理和组织。然后,我们再思考下一步的行动。"我要避开这一大群人吗? 我喜不喜欢这款香水的气味?"最后,我们决定到商场三层的餐厅吃今天打折的美味烤肉。整个过程只需要几秒钟,而且大部分是无意识的。

简而言之:我们在把接受到的刺激理顺和进行思考之后,会做出一个选择。

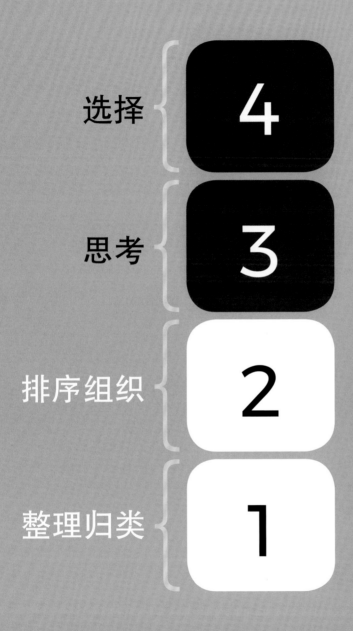

选择　4

思考　3

排序组织　2

整理归类　1

在头脑中消化刺激

我们周围的一切都是刺激。刺激有两种类型:动态的和静态的

动态刺激指声音、气味以及一切动态事物。比如音乐、挥手致意的邻居或经过的公交车。第一层和第二层负责对动态刺激进行处理。静态刺激指所有静止和无声的事物。一个花瓶、一套杯子和碟子或一栋建筑物,如埃菲尔铁塔。不过埃菲尔铁塔的电梯和晚上的灯光秀是动态的。在大脑中,处理静态刺激要比处理动态刺激困难一些。静态刺激在第三、四层(理性、思考的部分)中被处理。

正常运行

接受并处理所有刺激是大脑的任务之一。为了使整个过程顺利进行,第三层的底部配备了一个重要的系统:认知抑制中心(cognitive inhibition centre,简称 CIC)。这是一个具有抑制功能的自动操作系统。它能确保我们不必同时面对所有的动态刺激,从而使我们能够专注于我们感兴趣的事物。当我们的注意力集中在某个事物上的时候,其它的刺激会被阻挡或削弱。每个人集中注意力的能力与这个系统的功能有关。如果这个系统不工作或者不能正常工作,那么就有可能被诊断为多动症。

简而言之:在处理动态刺激时,CIC 系统可以防止同时应对所有刺激。

静态刺激

4

3 ······ 认知抑
制中心

2

动态刺激

1

行为与我们的头脑

头脑如何接受和消化刺激并做出反应,指挥我们的行动?下一页的示意图展示了这个过程。

当刺激在低脑被归类及排序之后,会在第三层底部形成一幅图像。我们根据记忆中存储的经验和图像,赋予这幅图像一个意义。

比如:早上听到妈妈在厨房里忙碌,突然闻到大米的香味。这涉及声音和气味两种动态刺激。因为以前早上经常喝粥,所以很快我们得到了一碗白米粥的图像,并且解读了它的含义:"早饭"。之后,我们就能在第四层建设一个场景:全家人坐在一起喝粥吃早餐。因为我们了解这个场合,所以计划接下来的行动。可能的行动有好几种,最终我们会作出一个决定。在这个例子当中:我们可以选择是否要喝粥,如果选择要喝,就坐到餐桌旁享受妈妈端上来的粥。

在喝粥的时候,也会接收到新的刺激。比如,有人提到商场在打折。在这一瞬间,你就能得出一幅图像、构建一个场景("我正好要买东西!"),然后计划是否去商场买东西。这一系列选择和决定会导致行动。

了解当前场景

简单来说,首先有知觉,最后采取行动,整个过程发生在高脑中。但如果我们没能正确解读当前的场景,就可能做出不合时宜的事情。人们就会说"你干嘛?"或者"你到底什么意思?"。这时我们就会解释我们的本意并且说明我们的想法,结果通常是发现我们误解了当前的场合。

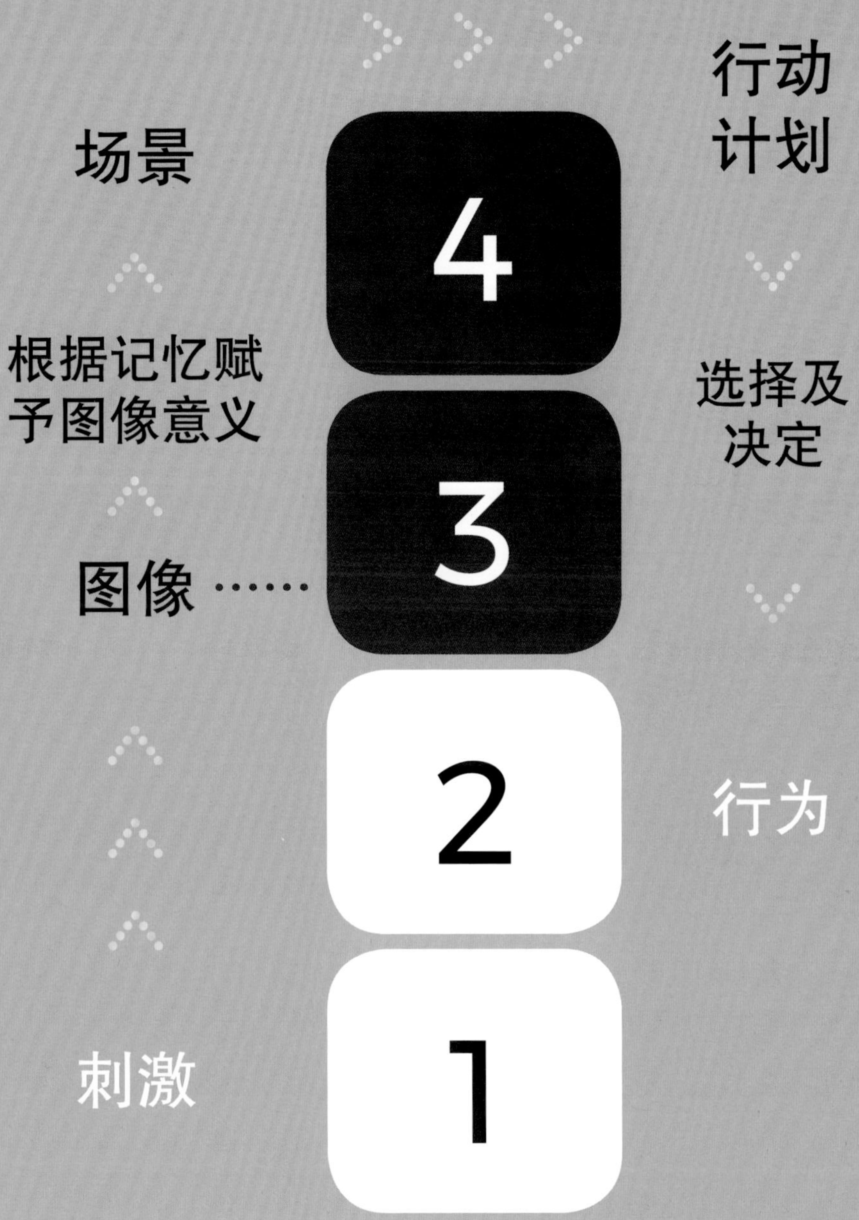

行动
计划

场景

4

根据记忆赋
予图像意义

选择及
决定

3

图像……

2

行为

刺激

1

什么是失智症?

!

简而言之:我们能够根据记忆解读所得的图像,从而识别当前的场景。只有做到这一步,才能决定下一步计划。整个过程决定了我们的行为。

"我们都需要
面对失智症。
这是不可避
免的。"

Ad van Wijk
退休的全科医生、志愿者

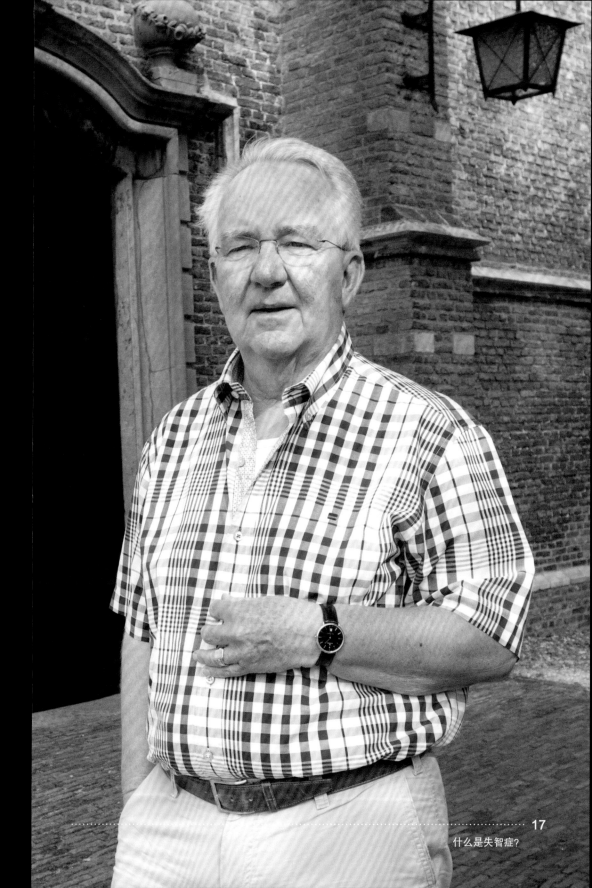

什么是失智症？

我们脑中的失智症

在了解头脑的所有功能之后，我们得出结论：对于一个独立自主的成年人来说，头脑中发育完全、功能完整的四个层次是不可或缺的。

失智症的戏剧性就在于此。因为失智症会影响第三层和第四层的正常工作，甚至在晚期导致它们几乎停止工作。

随着失智症的发展，患病老人的思考能力和选择能力变得越来越弱。同时，他们接受和处理静态刺激的能力也逐渐减弱，直到所剩无几。形成图像并解读不再是一种可能。只有图像，没有记忆，图像又是什么意思呢？又怎么能解读不同场合、最终制定计划、采取行动呢？

失智症一点一点地剥夺患者的独立行事能力。如果不能自理，我们就依赖于别人的帮助。这绝对不是一个容易接受的事实。首先，你发现有些事情自己做不到了，然后要接受这个事实。之后你会问："谁来照顾我？我的护工能做到吗？能坚持吗？更重要的是，我愿不愿意接受帮助？"

我们的记忆怎么了？

我们来看一下失智症患者的记忆会发生什么变化。这种变化在阿尔茨海默病（Alzheimer's disease）以及路易体痴呆（dementia with Lewy bodies）患者身上尤其明显。从患上失智症开始，头脑就不再存储新的图像和记忆了。病人不记得家人已经来探望过了。新事物产生的图像也不会再被赋予意义。如果我们给得了失智症的妈妈送一台平板电脑，她总会不停地问："这是什么东西？"那是因为新事物的意义没法被储存起来。

记忆还会发生另一种变化：现有的回忆和图像会慢慢消失。首先过去 10 年的回忆和图像、然后过去 20 年的、30 年的、40 年的……换句话说，失智症老人的记忆和图像在某个时刻会倒退回零岁到 20—25 岁。正因为如此，提到儿女的时候，他们想起的是婴儿时期的孩子；谈到自己爱人的时候，想起的是他或她年轻时的样子。

简而言之：失智症意味着：一切新的事物不能被储存，头脑中已经存储的一切一点一点地消失。第三、四层的功能减退。

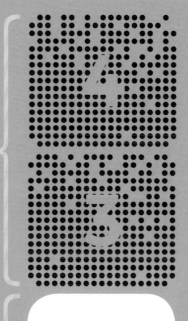

**高脑功
能减退**

**低脑能够
继续工作**

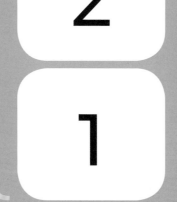

高脑：
记忆与大脑的高级功能

高脑

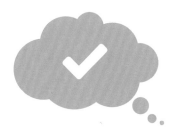

在本书前言中，我们已经提到了失智症不仅是记忆的丧失。这是因为当高脑受到失智症影响的时候，还会逐渐地失去更多的功能。

这些功能包括一些高级功能，例如思考、做出选择、自省和自我批评。如果我们失去这些功能，这将对我们如何自处和对待他人产生巨大的影响。通过了解高脑的状态，我们就能知道失智症患者继续保有的能力，和他们终会失去的能力。

记忆不仅是回忆，而也储存着人和事物的图像。我们记住这些图片是为了下次能够认出它们。另外，无意识动作反应和无意识言语反应也储存在记忆里，它们保证我们能够行动和言语。

即使是执行我们认为最简单的任务，也需要大脑高级功能。

记忆

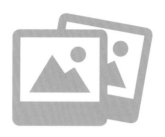

记忆是对我们日常生活来说非常重要的一种功能。经过第1、2层归类和排序的刺激进入第3层的底部,并在第3层形成一幅图像。我们只有拥有记忆才能给这幅图像赋予含义。

我们至少要见过、经历过某件事情,才知道并了解它。如果没有记忆,就不能处理图像,独立行动就会受到阻碍。

记忆中储存着些什么?

第一,记忆储存回忆。我们从出生前、还在母亲腹中到现在所经历过的、有关我们的一切,都以整齐有序的场景为单位储存在我们的记忆里。但是我们不能直接唤醒这些回忆。如果有人问:"你三月六号在做什么?"除非我们经历了一件很情绪化的事情——例如生日聚会或者被吓了一大跳,否则都想不起来。但是如果我们去读当天的日记,就能够想起当天发生的事情。由此可见,我们不能直接唤醒记忆中的所有回忆。每天都会有新的回忆被储存起来,我们今天的所有经历也会形成新的回忆。如果一个人给我们解释某件事,从而让我们在脑中形成了图像,它也会被存储到记忆中。除此之外,思考也形成回忆。例如,我们想像做一件事情,但是最终还是决定不去做它,想要做这件事情的想法也会被储存起来,也许以后还会把它实现。

第二,记忆的另一个重要组成部分是图像。我们储存我们周围环境中所有事物的图像:一栋房子、一把椅子、一台电视、我们的老师、一只老虎等。我们从小就开始储存这些图像。借助已经储存的图片,我们可以认出以前见过的人和物。我们进入一个房间之后看到:那是一张桌子,这是一把椅子,我们可以坐在桌子边的椅子上吃饭。

第三,我们的记忆储存无意识动作反应。例如我们很自然地拿起一个杯子喝一口水。拿杯子的时候会有一些自然反应:拿起杯子的时候用力不能太轻,否则杯子会掉了,也不能太重,否则杯子会破掉。把杯子拿到嘴边的时候要注意杯子的重量,否则用力过猛就会磕到牙齿。然后喝水的时候杯子也不能举得太高,否则水会溢出来。就像一个小孩子会自己拿着杯子学喝水一样,这项技能并不是天生的,而需要后天练习。经过练习之后,我们就可以在无意识的情况下作出反应。

最后,我们的记忆中还储存着无意识语言反应。我们有一个想法要说出来,但是我们不需要专门去选择用词和顺序就能够表达。我们说出来的词,都是曾经听过或者看到过,而且储存在我们记忆里的。

失智症与记忆

我们了解记忆之后再来看失智症,就能立刻理解普通人能做到的和失智症病人做不到的。

回忆

失智症患者会反复地讲同一个故事 —— 有时候同一个故事一天内讲好几次。因为他们记不清楚是否已经讲过,所以很可能会反复讲一样的内容。已经讲过一次这种信息已经不能再被储存在记忆里了。从患上失智症 开始并不是很严重的时候开始,新的事件和想法已经不能再被储存起来了。这种变化的后果可以通过一个日常生活中的例子体现出来:一位女士因为忘了已经买了橙子,1 天去了 3 次水果店,每次都买了橙子。她的朋友注意到了这种情况,所以就提醒了水果店主。

除此之外,我们一辈子储存的回忆 ——从最后的回忆到最初的回忆——将会一个一个地消失。如同从上到下依次抽出一个很高的抽屉柜里的抽屉,却发现它们都是空的。

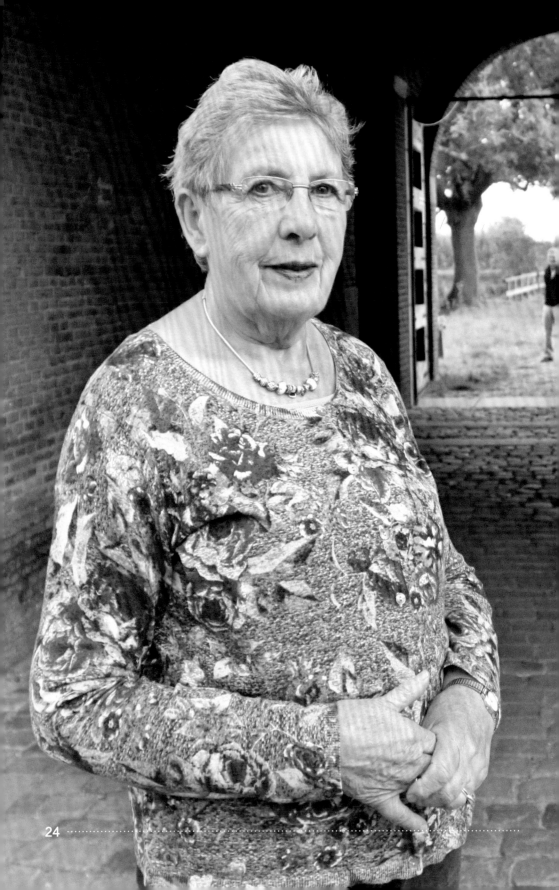

如果我们被要求进入一个陌生的房间取一把钥匙,而我们被告知钥匙就在收音机旁边。那么我们需要从记忆中寻找收音机的图像,并查看房间里所有的东西,直到看到符合我们记忆里的图像的东西,也就是收音机。然后我们采取无意识动作反应,走到收音机那里。与此同时我们会想到钥匙的图像,来寻找收音机旁边的钥匙。假设某个人患有失智症,而且他只剩下15—20岁的记忆,有人把他带入一个现代化的房间并跟他说:"钥匙在收音机旁边",他会去找什么样的收音机? 他会去找一个60年前的老款,所以找不到房间里新款的收音机。他会去找什么样的钥匙? 房间里也不会有东西符合他脑中的钥匙图像。这是因为以前的钥匙和现在绑着绳子的钥匙的样子已经不一样了。因为他记忆里的图像和当前的图像不相符,他在房间里肯定找不到那把钥匙。

认出室内环境

小时候,我们学习新的技能的时候,我们的大脑总是记住当前的环境。所以,我们最初在某个环境下学会做一件事,之后是普遍化,在其他地方可以做这件事情。整个过程的实现属于大脑的高级功能。

失智症患者的人生在倒退。他们的记忆在慢慢地退到最初的状态,他们的回忆也只留在最初的场景。在熟悉的场景里,他们

"这一切真的很难。最终我们会失去彼此。Hugo 已经不再是从前那个他了。"

SijtjeHinke
志愿援助护工,照顾她的老公 Hugo,血管性痴呆

就知道要怎么做。但是他们在新的环境时却不知道怎么做。失智症患者根本不知道该怎么用按钮来打开电灯，因为他们找不到开关绳所以他会直接走开。相反的，他在一个老式的、拉绳开灯的房间里，就能够自己把灯打开。

知道了这一点，我们再去观察屋里——无论是家里还是养老院的家具和装饰就能理解了。例如，患有失智的人不会认为一个时尚设计师设计的现代化塑料黄色物体是椅子。因为这把椅子的颜色不符合"椅子"的图像而且现代的设计和塑料的材质也是他们无法识别的。由于失智症患者不认为这件家具是一把椅子，所以把这种椅子给失智症老人坐的时候甚至有可能使他感到害怕。即使老人能认出它是一把椅子，他也会因为黄颜色而把它看做一把"儿童椅"。所以，他仍然不会坐在那把椅子上。

旧的事物

患有失智症的人呆在摆着"旧"东西的环境比较自在。这对那些喜欢现代化装饰的人来说的确很遗憾。有些人退休以后因为喜欢现代化的装饰而搬到新的公寓，并用现代的风格装修。假如十年后他患了失智症，他就对这套公寓失去了熟悉感，这真的让人感到很伤感。老房子里，窗台上总摆满了花和各种小玩意儿。现代建筑高高的落地窗对患者来

妈妈教我们怎么倒茶：茶壶就放在桌子上。然后我们到姑姑家做客，她家里的桌子和茶壶不一样，环境也完全不一样。在她家里，我们需要重新学怎么倒茶。如果我们在这个不一样的环境也学会了怎么倒茶，我们就会在其他环境里也都能够做好这件事。

老房子的窗台上总摆满了花和各种小玩意儿。窗前还摆着黄光灯和扶手椅。

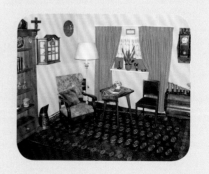

说非常陌生。更不幸的是,他会以为能直接从窗户走到外面去。患有失智症的人在自己的家里迷失方向是件很悲伤的事情。最好的办法是按老习惯装修房子,或至少在一个角落里摆一些使人联想到过去住老房子那段时间的家具、花盆、水壶等。其实我们最好为了自己做好准备,保存一些属于父母的家具,那些也是我们小时候的家具[1]。

我们五六岁时,在客厅里学会了所有的基础动作,例如在地上爬、抱住桌子腿、坐上扶手椅等。失智症患者能清楚地记起这个客厅。只要按以前客厅大概的样子装修现在的客厅,失智症患者就能认得出来了。装修和摆设不需要跟以前的客厅一模一样,如果能放上一个带扶手的摇椅或者一个黄杨木组合柜就很好。最重要的可能是一盏黄光灯,因为象征着客厅里欢笑场景。在温暖的黄光照明下,一家人听着收音机,坐在一起聊天。一个有辨识度的环境可以提供安全感,这是至关重要的。

失智症患者最想要的其实是回到子宫里,他们想要被包裹着的感觉。而白色的墙壁却不利于营造这种被温暖包围的感觉。在一个希望被温暖包围的人看来,一个安全的环境是什么样子的? 在装修房子或养老院时我们应该经常问自己这个问题。

专门定做的椅子

一位患有失智症的女士因为身体原因必须使用专门定做的椅子。椅子送来以后,她却不愿意坐在上面。这是因为她熟悉的椅子不在客厅里了,所以她很困惑。结果她开始在房子里乱转,不肯坐下,尽管她需要这把新椅子。

遇到这种情况时应该怎么办? 明智的做法是把新的椅子摆在另外的房间里,让这位女士和一个她熟悉并且相信的人一起慢慢习惯用这把新的椅子。等她在新的椅子上坐了几次之后,再把这把椅子摆在客厅里那把旧的、熟悉的椅子旁边。等过了一段时间之后,把新的椅子摆在旧椅子的位置,代替她旧的椅子。这样她就能在熟悉的人的指导下习惯用新椅子。

认出熟人

患有失智症的人不再认得出熟人是一种很悲伤的情况,特别是如果连爱人都认不出了。到了一定的阶段,由于记忆持续倒退,失智症患者只能认出以

---

[1] 图:荷兰以前的典型的客厅。

前的图像。正因为如此,失智症患者在看镜子的时候连自己都认不出来。例如,一个长得很像她母亲的女孩子会说"那是我妈妈"。她对于她丈夫的印象同样是 40 年以前的图像。当她发现在家里走来走去的男人并不是她印象中的那个男人,那么她会疑惑不解、甚至会说出"那个男人在这儿干嘛?他是流浪汉吧。谁让他进来的?把他赶走!"这样的话,也就不奇怪了。当这种情况出现的时候,给她看她先生以前的照片,她就能认出他。这个例子说明了她只是不认识他现在的样子了。有时候适当改变外貌能帮助病人认出身边的人。例如,她先生以前没有胡子,但是现在留胡子了,那就把胡子刮掉,再把灰色的头发染黑一点,这样能帮助失智症患者认出亲密的人。

另外一个例子:一个母亲对她的女儿说:"走开!你这个丑女巫!"。这是为什么呢?其实是当时女儿的妆化得太浓了。女儿卸妆之后,她的母亲就又认得她了。失智症患者认不出我们的时候,可以用声音来提醒他们,慢慢接近他,平静地说话。如果用声音没有效果的话,试试改变一下外貌,比如摘下眼镜或者换一副和原来的眼镜更像的。

对于失智症患者给出的意见,我们应该认真倾听,但是注意太过在意而为此感到伤心。

伴侣对象

认不出伴侣的现象在女性患者当中出现的概率比男性患者更高。女性患上失智症之后,男性承担起做饭、洗碗、打扫这些家务是原因之一。她们不认为做家务的男人会是她们的丈夫。万幸的是,一般来说男人比较能接受自己的妻子把他们错认为另外一个人这件事。丈夫说不认识她的时候,妻子可能会非常伤心。这时该怎么办呢? Anneke 讲述了她的经历:"我去看望一位女性失智症患者的时候,她跟我说:'一个男人在这儿走来走去,他还照顾我!'这时我绝对不能跟她说:'他是你的老公',因为她会说:'什么?那个男人说他是我的老公吗?他才不是我的老公!把他赶走!'所以呢,我跟她说:'那太好了,真不错。他干得怎么样?'。女士:'他干得挺好的。'我:'那这样吧,他一会儿回来的时候我们来谢谢他,给他一个吻怎么样?话说起来,你是怎么找到这么好的一个男人的?我也想认识……'女士:'他原来是流浪汉。'我:'真的是流浪汉吗?

俗语说:好人……'然后她接着说:'有好报'。我:'这话用来形容您多合适啊,您是好人所以他来照顾你。我们一会再好好感谢他'。然后她很高兴,感觉好极了。"

解读场景

我们只有经历过才能理解一个场景。例如,在不同的环境下完成了倒茶这个任务以后,我们就了解了这个情境。又或者,小时候被妈妈领着去不同的商店买了东西,我们就懂得什么叫做"卖东西"。但是因为失智症患者不再能给新的场景赋予意义了,所以他们有时候可能会把新场景误认成以前见过的场景。下面的两个例子可以说明。

Anneke 说:"有时候我在养老院教一些护工。有一次女性失智症患者在门口问:'我可以进来吗?'。因为我知道她是患者,所以我没法拒绝。我早就知道让她进来会有什么结果,但是我当时也没有想好解决方法。所以她就进来和护工坐在了一起,我给她倒了一杯咖啡,接着讲课。4 分钟以后她说:'哎,我也想说点什么,好不好?'当时我们给她解释了这是在给护工培训,之后有一位护工把她送到了门外。我们已经知道失智症患者的回忆在倒退,而我们至少经历过这种场景才能解读它。这位女士因为没有经历过大家坐在一起上培训课的场景,所以以为这是一场家庭聚会,或者她正坐在一家咖啡厅。在这类场景里只有一个人一直在说话对她来说就很奇怪。后来我开始和患者解释说'我们这里是学校,我们在课堂里'。然后她就抱着手坐直了身子。那时我就知道,她听明白了。然后我说:'我是老师,我在讲话,所以你们需要安静地听。'她不懂在职培训,却还记得学校,所以她能对'课堂'做出反应。大概 4 分钟之后她举手说:'老师,我可以走了吗?'我说:'可以。'然后她乖乖地走出去。换句话说:如果按照熟悉的场景去解释当下的情况,患者就能理解了。"

熟悉的新闻联播播音员被更年轻的面孔代替之后,新闻联播可能就不再是患者熟悉的那个节目了。同样的,现在的体育节目直播开头,播音员不会再重复"中央电视台、中央电视台"了,患者可能也就听不出这是个体育节目了。最终患者会认为这不是自己明白的节目而放弃观看。

什么是失智症?

另外一个例子是：一位失智症患者正端着一杯咖啡，咖啡快要洒了。护工快赶过来帮忙，以防咖啡洒在患者的西装上。护工觉得患者得到帮助会开心，但是相反的，患者说："别打我，别打我！"。患者这么说是因为护工赶过来帮忙的速度太快，患者的大脑反应不过来。另外，奔跑速度让他联想到以前的老师跑过来用尺子打他。这是他解读的场景，所以他以为他看到的不是护工，而是以前的老师。如果失智症患者做出了与预想不符的反应，那么他很可能没有正确解读当前的场景。从他的反应可以看出来他的行为是基于另一种他比较熟悉的场景作出的。

无意识运动反应

失智症患者在吃三明治的时候，我们能观察到他们的无意识运动反应受了干扰。患者拿起一块三明治，把它送到嘴边的速度非常慢。以前毫不费力的动作，现在却并不那么容易了。患有失智症的人一遇到无法解读的环境，或者面对无法识别的物品，无意识动作反应就有可能停止工作。看到朋友家现代客厅里摆着的现代风格家具会让负责"坐下"任务的无意识动作反应失效。因为跟以前的椅子不像，患者不认为客厅里摆的方形而且没有扶手的东西是椅子。

孩子和年纪小的家人确实不了解他们从前的生活。尽管如此，学习以前的生活方式和患者的生活经历有利于了解和帮助患有失智症的人。

"患有失智症的人有时候"胡说八道"。我总是配合他们的'故事'。因为我们之间的交往和感情比'故事'重要。"

Irene Nieboer
私人护士

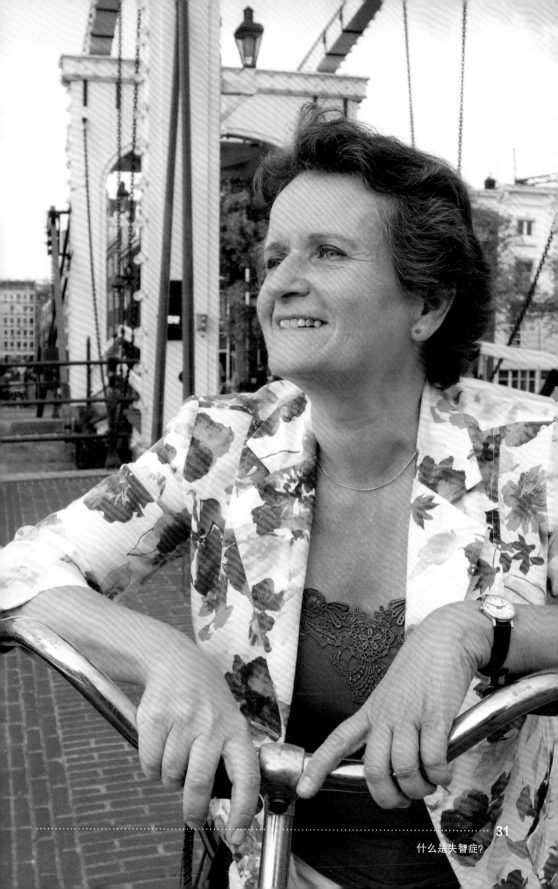

什么是失智症？

无意识语言反应

另外一个很明显的现象是，谈话速度太快的话，失智症患者就跟不上了。所有的词汇和它们的意思需要从记忆中被唤起。这些记忆位于第3层，也就是位于功能一直在减退的高脑。渐渐地，失智症患者失去对词汇的记忆，这也会使他们的语言能力越来越差。因此，和失智症晚期的患者沟通时最好多用手势沟通，因为手势属于第1、2层的动态刺激。此外，最好使用关键词进行对话。调整好说话的速度很重要。换句话说就是慢慢来、别着急。

感性的记忆

人除了一般的记忆以外,还有情感的记忆。情感的记忆不在高脑,而是位于低脑。例如,失智症患者在情感上会记得你是一个友好的人,因为某个人友好与否的态度储存在情感记忆里。

Anneke 说:"以前我们用一种小测试来判断某个人是否有失智症。测试时我会问:"荷兰的女王是谁?"或"今天是星期几?您多少岁?"失智症患者回答这类问题会有困难。然后,确诊的患者会回家生活,但他们也需要引导。当我 1 周以后到他们家中为他们提供建议的时候,不管我的态度多么温和友好,他们都不让我进门。因为他们还记得那个恼人的小测试。我问的那些问题对他们来说很难,所以我在他们眼里不是一个好人。他们不喜欢我,也不想让我进门。

后来,我改用另外一种办法:在接受测试的人家里找一个让他觉得安心的地方坐下来,比如坐在桌子旁边。我先指向桌子上的鲜花,让失智症患者也注意到桌子上的鲜花。然后我开始引导一段对话,并留意对方的反应。我会说:"您摆的花真漂亮!""您这花插得真好!"或者"我看您花园里也有很漂亮的花!"我也会问一些关于过去的问题,如:'您桌子上以前也摆花吗?''您以前在哪里买花?'或者'您以前有没有这种花瓶?'我们就这样进行一段关于花的谈话,这种日常的话题,不会让患者感到害怕,而他们 1 周之后也不会拒绝让我进门。"

感觉到

我们的情感产生于低脑。在低脑中,理性是不存在的,只能作出感性的反应。患有失智症的人之所以能直接感觉到对方的情绪和态度,是因为直觉也位于低脑。如果你只是在假装,他们能马上感觉到。所以,在和失智症患者相处的时候,你必须保持认真、真诚的态度。

患有失智症的人,无法再思考,所以他的表情会直接暴露出他的内心。他不能假装自己很满意,也无法装作在生气或感到震惊。他的表情会直接告诉你他有什么感觉和反应。

> !
>
> "一位89岁的老人——失智症后期——对我的名字毫无印象。不过,虽然我们好几周没见面了,我还是能感觉到她在某种程度还认得我。我进屋之后,能感觉到她整个人放松了,也显得自在了。
>
> 我坚信在和失智症患者交往的过程中,我们可以在另一个层面——在情感的层面——建立良好的关系。我认为他们有一根"天线",能感知你是否真诚、是否在认真对待他们、是否尊重他们、将他们当作成年人尊敬和对待。"
>
> **Irene** • *私人护理*

大脑的高级功能

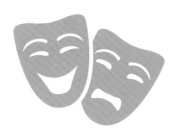

第3、4层次——理性的高脑——负责完成复杂的任务。但是由于我们思考和作出选择的过程中有90%是无意识的,所以这个过程显得很寻常又理所当然。

但即使是无意识地完成任务,也需要头脑具备一系列的能力。在高脑中,一些高级功能可以帮助我们完成日常任务和工作。比如,能够开始、坚持做并成功做完某一件事(举一个简单的例子,比如撰写并出版一本书)。除此之外,还有感同身受、同情(虽然有些人根本没有同情心)、容忍、自我审视,还有偶尔进行自我批评的能力。当然,思考和作出选择也属于高级功能。

我们可以无尽地思考上班的场景或人际关系的情况:'我可以先做这个,再做那个'。高脑可以模拟各种各样的情形,因此高脑也被称为剧场。我们可以预想自己的行为,甚至可以预测他人的回应。也许,预测了对方的回应之后,我们就不会采取预想的行动。我们可以在脑中任意设想,这也是一个非常复杂的过程。但最重要的是,我们最终要从这些设想中选出一个。这样的选择往往很困难。

家务及个人护理

举一个例子说,你想吃苹果。因为苹果和水果盘的图像储存在你的记忆里,所以你去找餐桌上的水果盘。我们有了食欲,就先要计划好怎么去拿水果,就这么简单。不过,许多情况下我们需要考虑的比这多得多。比如说打算做饭的话,先要决定做什么菜,到哪里去买食材,什么时候去买才能保证食材的新鲜等。之后实行选择过程：我们做哪几道菜、在哪家商店买东西、买什么品质的食材、愿意花多少钱等。

有些人瞧不起家务活。但他们是错的，家务是需要在第四层上完成的任务，而且这是非常困难的。做饭本身就需要许多技能：计划、选择、翻炒、按时完成、时间掌控、调味等。

日常个人护理也是一样。穿衣服非常困难，包括各种动作。每个动作必须按照正确的顺序完成，而且需要不同的运动技能。如果一个动作错了，后面就都错了。

失智症患者不会变成小孩子，但是大脑的功能确实会退化回小孩子的水平。小孩子很快就能找到想吃的苹果，但是做饭、洗脸和穿衣这些生活技能对他们来说还是很难。这同样适用于失智症老人。

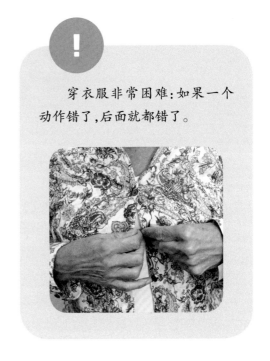

穿衣服非常困难：如果一个动作错了，后面就都错了。

剥蒜

下面是几位住在养老院的失智症老人事例。跟老人说："过来帮忙剥蒜，好不好？"。他们听到这个问题之后，就要开始在第3、4层中形成剥蒜的图像，包括蒜是什么样子的以及该怎么剥蒜。但是他们已经没法再成功形成这幅图像了，于是他们说："我不干，我都剥了一辈子蒜了。"失智症患者说"我不愿意"的时候，他的意思其实是"我做不到"。而且，如果群体里有一位老人说这样的话，则其他老人都会学着这么说。这是因为大部分住在养老院的失智症患者大脑功能几乎都退化回了第二层，也就是负责模仿行为的那一层。

这种问题怎么处理呢？看下面的解决方法：首先我们重现旧式的场景，找一个小垃圾袋放在桌子上，然后摆上蒜。我们给每个人发一瓣蒜，然后在桌子中间放上一个干净的盘子。场景布置好了之后，我们先坐下来开始剥蒜。之后，老人们就可以模仿我们，一起开始剥蒜了。

大脑的高级功能包括：

- 思考与设想
- 同情心
- 良心
- 容忍
- 自知之明
- 自我批评
- 认清现实
- 时间概念
- 空间意识
- 思考之后选择
- 计划及组织
- 主动性
- 开始、坚持并完成任务
- 适应性
- 停止，抑制冲动
- 暂缓需求

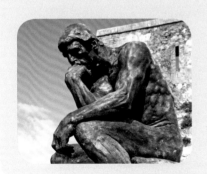

失智症患者面临的困难：

- 控制行动
- 自制力
- 人际交往感知
- 自我指导及自我护理
- 解决问题
- 思考与选择
- 解释为什么做或做过某件事
- 创造性地利用空间和时间
- 适应性
- 空间感知

上述困难引起的行为：

- 不雅行为
- 动作缓慢、笨拙
- 情绪不稳
- 失去主动性
- 迟到
- 所有需求必须立即被满足

温柔对待

如果高脑不能再正常工作,听指令做事就几乎不可能了。比如洗澡的时候,护理员跟失智症老人说"抓住澡巾、自己洗脸、抬起胳膊"等,失智症老人如果能照做就是奇迹了。也许在我们看来,这是简单又基本的动作,但是这些动作及听从指令都是第四层的功能。另外,老人会不会照做也取决于发出请求的人是谁、请求的方式和请求时用的手势。在这种情况下,坚决的态度不如平静与温柔地对待效果好。

个性

一个人的个性通常由高脑决定。Frits de Lange 教授(尾注 1),伦理教授,在对性格进行描述时说:"个性不是天生的、也不是星座决定的,而是由你经历过的事情和你对这些事情的态度决定的。我们有个性,但个性不是我们的全部。"

随着失智症的发展,患者的态度——特别是以前性格古怪的人——会变得温和,这是失智症患者身上常见的现象。如果高脑的第 3、4 层受到损伤,人的性格一般来说变得更古怪,但是失智症的症状则不同。所有的脑损伤都会导致个性的变化。这是因为大脑受损伤时,人会丧失一部分高脑的功能,所以个性中的一部分也会消失。

性情位于低脑的第 1、2 层。有的人比较活泼、性子急,有的人则比较安静。性情指的是对刺激反应的激烈程度、不同的能量以及活动等级及内向或外向的程度。所有的母亲都能从自己还是婴儿的孩子身上看出他或她的性情。

如果你本来性情火爆,但是成功地让自己变得更加平静了一些,那么可以说你取得了很伟大的成就。

如果高脑不能再正常工作了，该怎么办？

1 不问（复杂的）问题

患者到了一定的阶段无法做到回忆、思考并做出选择。因此，他们可能出现对答困难。所以尽量对他们说"昨天跟孩子们玩多开心啊"，而不是向他们提问："昨天玩得怎么样？"在患病初期，问简单问题还是可以的。比如："你想喝牛奶吗？"而不是："你想喝什么？"在失智症的后期则应该说："给你牛奶。"

2 不要争辩

当我们与一位失智症患者争辩，或者问一个他回答不出来的问题的时候，实际上引发了一种失败情绪。这会让他们进一步感到愤怒或者产生回避的情绪，因为他们同时也会感到恐惧。为失智症老人营造一个安全的环境是非常重要的。

3 不使用现代产品

失智症患者因为无法记住，所以也认不出现代事物，并会把它们撇在一边。如果他们熟悉的旧暖壶摔破了，就尽量再给他们买一个类似的。

4 诚意

谎言最终会被拆穿。负责情感功能的低脑仍然能够感知所有的细节。有时候我们想当然地认为"他肯定记不住"的事情，失智症患者很可能会记得了。

三项重要功能：
杏仁核、共情及认知抑制中心

杏仁核、共情及认知抑制中心

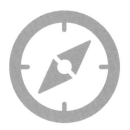

高脑除了具备上述各项功能,还有三个功能,即杏仁核、共情及认知抑制中心。这些功能看似理所当然却扮演着特别重要的角色。对于失智症患者来说,它们更是重要。

为了能够帮助、引导和照顾失智症患者,并与他们友好相处,关于这三个功能的了解是不可或缺的。

通过了解杏仁核——又被称为"恐惧核"——的运作方式,我们就能了解我们对待失智症患者的方式是如何影响他们的行为的。通过共情原理,我们能够对患者的行为产生积极的影响。失智症患者不会因为疾病失去共情的能力。

认知抑制中心的功能失效时,患者很可能出现的症状就包括焦躁不安。通过了解认知抑制中心的功能和缺失,我们就能避免这种情况的出现。

杏仁核

杏仁核形状很像杏仁，位于低脑上部的中心。因为杏仁核主要控制恐惧情绪，所以杏仁核也被称为"恐惧核"。这是很重要的功能。

恐惧使我们规避危险的场合。杏仁核对所有靠近我们的一切进行筛查，判断是否安全，我们是否喜欢这些声音、动静或味道。这种筛查在 1 秒之内就可以完成。

杏仁核位于第 2 层的上部，它处理信息的方式和大脑的第 3 层相比稍有不同，而且速度更快。假如我们身在加拿大的茂密森林中，身后的灌木丛中传出沙沙声。这种声响让杏仁核马上投入工作并激发了紧张的情绪。如果我们此时首先通过大脑进行判断是否安全，我们可能已经被熊吃掉了。所以说，杏仁核是我们不可或缺的。

> ! 对患有失智症的人来说，杏仁核是个危险区域。如何应对杏仁核产生的情绪是一项关键的技能。如果能够成功地处理这些情绪，患者的脑功能甚至能提升到第 3 层，并且能够准确地回答一些问题。

杏仁核被激活后，高脑会继续处理眼下的情况，而自动调节由杏仁核激发的震惊情绪。而问题正在于此：失智症患者的高脑不再具备调节功能，这使得他们会对所有突发事件感到惊惧。最终的结果就是他们开始生气或变得具有攻击性。

逃跑或者战斗

杏仁核一旦被激活，人体会大量释放几种与应激相关的激素。这种激素能帮助我们准备好应对"敌人"。应对"敌人"有两种方式：逃跑或者战斗。例如在我们进一个房间的时候，如果进门的动作过于迅速，那么患者的杏仁核就会被激活："有人过来了，他要干什么？"。这主要是因为我们进屋速度对他们来说太快了。患有失智症的人行动缓慢。过快的动作在他们看来是一种威胁。

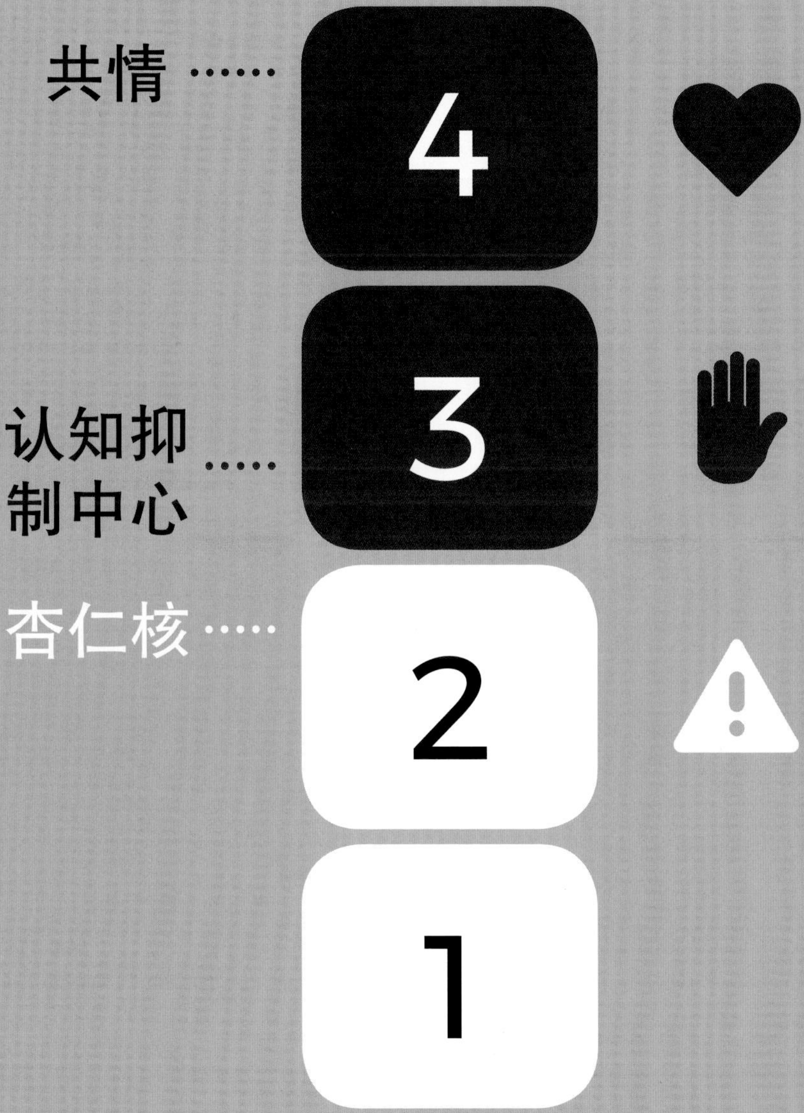

共情 ……

4

♥

认知抑 ……
制中心

3

✋

杏仁核 ……

2

⚠

1

什么是失智症？

对于普通人来说,有人快速扑过来也是一件很可怕的事情。

接下来患者有两个可能的反应:战斗或者逃跑。战斗会从口头攻击开始:"你进来做什么?滚出去!"。这时,如果我们自以为友好地把手放在他的肩上对他说:"我想帮你",还有可能被打上一记耳光。所以,我们会觉得他的反应也太大了。但是事实并不是这样的。他的杏仁核会被激活是因为我们靠近他的速度太快了。

他们也有可能选择逃跑。例如,患者可能会不愿意接受我们所提供的帮助。"我不愿意,我不!我不需要吃药,也不想吃药"。遇到这种情况的时候,我们应该考虑:"我是不是做了什么事情,激活了他的杏仁核,让他害怕了"。当然,我们并不是故意的。无论如何,我们的行为出于善意。

Anneke 说:"进入房间的时候,我总是在门口里站上一会儿、点点头,然后慢慢地走进来,一边往患者那里走一边说上几句话。这时候我其实是在等患者的微笑。如果他受到了惊吓的话,从他的表情就能看得出来。我也见过这种情况:护工走向患者的速度太快,而且患者一直往后躲。我马上就明白他的杏仁核已经被激活了:他要在战斗或逃跑之间选择。这种时候我们应该记得要有同情心,将心比心,而且要同时避免自己的杏仁核被激活。我们的杏仁核会被'不安全'或这'不喜欢'的情绪激活并使我们作出恐惧或生气的反应。所以这种场景可能会自动激活了我们杏仁核。然而,两方都生气的话不会有任何作用。所以,要同时避免自己的杏仁核被激活"。

"喜欢"或"不喜欢"

杏仁核筛查的情绪还包括"喜欢"或"不喜欢"。当我们察觉到失智症患者因为杏仁核被激活而焦躁不安或感到恐惧的时候,我们可以和他一起做个游戏或者做一些让他开心的事情。这样患者很快就能安下心来。如果我们温柔地对他说:"我们出去走一走,好不好?"或"我们给你准备了热腾腾的好吃苹果派!",气氛很快就会有好转。

相处的方式

失智症的主要问题是第 3 层中的记忆受到了影响,而记忆和杏仁核又是协同工作的。如果你身后的灌木丛前后出现了 5 次摩擦声,但是没有什么危险的东西从灌木丛里钻出来的话,我们的记忆里就会储存"其实没有危险"的信息。这样,在杏仁核被再次激活的时候,我们就能在一瞬间通过高脑的记忆和思维能力控制住被激发的恐惧情绪。但是对患有失智症而记忆又受损的人来说,再次遇到一种情况还是会像第 1 次遇到它一样。结果,他们被同一件事情反复地惊吓。因为他们用来储存记忆和思维能力的高脑不能再正常工作了,所以他们也失去了控制恐惧的能力。正因为如此,我们必须要思考:"是不是我做了些什么?"。

对待患者的方式和周围的环境对失智症患者的行为有很大的影响。

总而言之,对患有失智症的人来说,杏仁核是一个危险区域。怎么摆脱这项功能激发的错误信号并且正确处理由此产生的问题是一种关键的技能。缓慢地、友好地、富有同情心地对待患者非常有效。如果我们能成功做到这一点,失智症患者的脑功能甚至能提升到第 3 层,并能够准确地回答一些问题,甚至有能力讲述很棒的故事。如果发现患者能够做到这些,就可以回想一下:"我做的什么事情让他放松下来、不再害怕?"

共情

我们的共情能力储存在第4层的上部。共情能力使我们能够感受到他人的情绪，并能够感同身受。这是我们的天性，原则上每个人都有同情心。

下面是一个共情的实例：如果我们看到一个人要摔倒了或快被绊倒了，我们会下意识地伸出手来扶住他，防止他摔倒。有了同情心我们就有利他之心和社交意识，同情心也使得与他人合作和共处成为可能。

因为共情的认知功能——考虑和有意识地启动共情的行为——的位置在第4层，而它属于大脑高级功能。患有失智症的患者，这个功能受损。值得庆幸的是，患失智症者共情感性的能力得以保留，并不会减弱。这是临床神经心理学教授 Erik Scherder（尾注2）教授，在研究脑部扫描图像时发现的。所以患有失智症的人有时候会表现得特别和善、友好。但是，他们不能自主地与别人共情。但是如果我们怀着一颗同情心与患有失智症的人相处，就能得到回馈。这是件多么美妙的事！

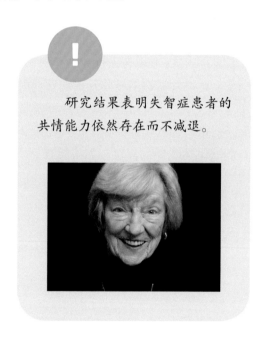

研究结果表明失智症患者的共情能力依然存在而不减退。

共情和杏仁核

更神奇的是，Erik Scherder（尾注2）教授发现，共情是应对杏仁核的一种解决办法。由于失智症患者无法再正常思考，于是杏仁核也脱离了他们的控制。如若他们的杏仁核不断地被激活，他们就会很容易感到恐惧，进而开始生气，甚至变得具有攻击性。

如果患者对我们的态度十分恶劣,就有可能激活我们的杏仁核,让我们一不小心陷入战斗或逃跑的两难境地。"您在干什么?不能这么做!别这样!"但是这并不会有效果。患者能看到、也能感觉到一切。因为有人对他表现出生气的情绪,所以他感到更加害怕。如果遇到这种情况,我们应该调整自己的心态,保持一颗同情心。如果能够体会到他们的感情,就不会让患者感到害怕了。只要我们的态度足够友好,对方的态度也会变得缓和、友好起来。这对没有失智症的人也同样适用。

攻击性行为

患有失智症的人显示出攻击性的时候,我们应该首先思考:"是不是我做了些什么?"我们可能在错误的时间采取了行动、做了错的事情。如果这种情况不幸发生了,而我们发现了这一点,就必须马上停止错误的行为,表现出友好的态度,用和善的态度和轻缓的动作来配合他的步调。

例如,给患者送药时候,如果我们进房间的速度太快,而患者又刚好心情不好,他就会不愿意吃药。这时如果我们不顾他的情绪硬要他吃药,他十有八九会生气,到最后我们还是要安慰他的情绪。所以这时我们不要立刻把药塞给他,而是应该先慢慢地走到他身边,在他旁边坐下,和善、友好地和他说话。这样他慢慢地就会配合吃药。

Anneke 说:"我还在 Riagg[1] 上班的时候,病人有时候会骂我,骂的也很难听。但是和他们争论是没有用的。为了自己并没有做过的事道歉其实很有效果。之后,我再怀着同情心陪他们说话。他们的情绪马上就能平静下来。当然了,道歉并不是必须的,你也可以说:"哦,给你添麻烦了,不好意思。我不是故意的。你给我讲讲……"病人的情绪也能平静下来。这是与失智症患者相处的一种必要策略,勤加练习,它就能成为你的第二天性。现在如果一个人跟我生气了,我就会想:"他生气不是他的错,他也没法控制,而我没有必要把这事放在心上。"

---

[1] 荷兰区域性门诊式心理健康服务机构。

鼓励自己

如果我们能够友好地、缓慢地接近和对待患有失智症的人，就有可能有效地避免杏仁核被激活，而把失智症患者的能力提升到大脑的第3层和第4层。这种成功值得鼓励。如果成功了，我们就可以让患者自己试着做出某些动作，比如穿衣服的时候和他们说："把胳膊抬起来"或"把脚往前伸"。

"就像河里的水一样，失智症患者会失去他对于生活的主导权。作为家庭医生，我尽量为患者和他伴侣提供支持和指导，让他们能够继续坚持。"

Jorien Nijhuis
家庭医生

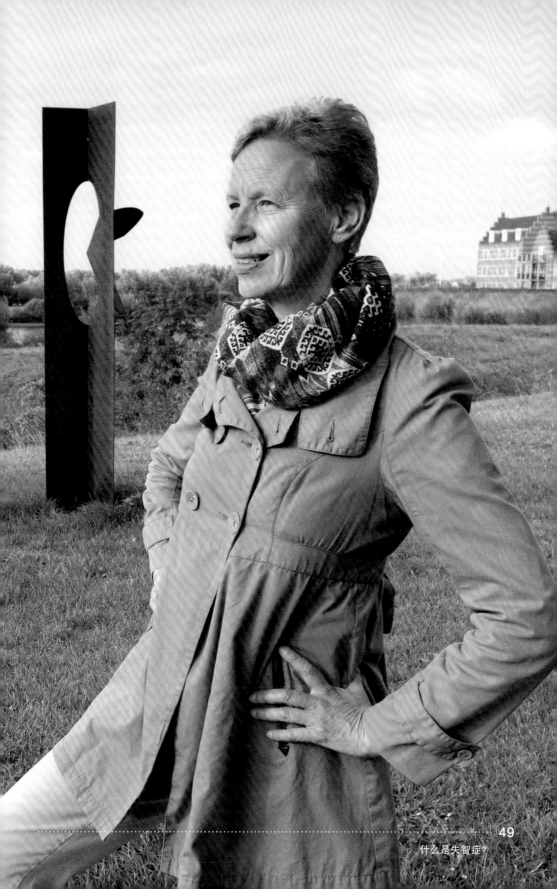

当我们认真对待对方、努力
理解对方的时候，我们就会
自然而然地变得乐于助人。

认知抑制中心

  我们在讲解头脑中消化刺激的方式的时候,就已经提到过认知抑制中心。这个位于第3层底部的系统具有抑制动态刺激的功能。它可以阻挡和削弱我们面对的动态刺激。

  认知抑制中心的功能之一是减缓我们的动作。比如说我们要拿起一个杯子,伸出手的时候需要把动作放缓,否则我们的手会因为动作太快而拿不到杯子。

  如果所有的动态刺激同时进入我们的大脑,我们就必须同时处理非常多信息,这绝对是无法完成的任务。认知抑制中心可以自动工作的抑制功能使我们能够专注于某一件事物。例如,自然频道的节目总是配有背景音乐。有趣的是,如果我们闭上眼睛只听音乐,就会发现音乐声音很大,而且经常并不怎么好听:两头狮子厮打的时候响起的小提琴声音是走调的。但是如果我们睁开眼睛看着屏幕上的画面,认知抑制中心就把音乐声调低成背景音。正因为如此,我们才能够专注看节目的画面。

68 岁的女性失智症患者:

"有时候,我的脑子里就像在打仗似的。"

  有的人注意力很集中,也有的人很难集中注意力。认知抑制中心的功能完全丧失的话,就意味着病人患了多动症。因为动态刺激不能被阻挡,所以病人无法专注于某一种事物。同样的情况也适用于失智症。因为患失智症导致高脑受到影响,所以认知抑制中心的抑制功能慢慢消失,导致头脑接收一切刺激并不能再自动识别并按照接受和阻止两类分开。这时,脑中是一片混乱的状态。患者需要对所有的刺激作出反应之后才能处理它们。结果自然是不安的情绪的产生。下面我们会更仔细地讨论这个问题。

如果认知抑制中心不能工作,人就无法集中精力。

如何更好地与失智症患者相处?

1 ## 纠正错误会适得其反

纠正患者的错误反而会引发一种失败情绪。对脑部疾病患者来说，这种失败是非常严重的。在被纠正了几次以后，杏仁核被会激活："哎，又来了，真是无所不知，而我什么都不懂。"

2 ## 生气绝对是错误的

我们生气的情绪，进而让患者感到不安全，从而会激活对方的杏仁核，让他们产生恐惧的情绪。扬起的眉毛或者用奇怪语气说出来的话就有可能引起对方的不安。

3 ## 同情能产生奇迹

友好地对待对方确实有效。自己保持友好态度，马上就会有回馈。爱能够给患有失智症的人安全感。

4 ## 不争辩

当我们感到委屈的时候，我们首先要忍住。如果我们开始争辩，对方就会觉得我们生气了或是在斥责他们。不要对患者说："我从来没这么说过。"而要说："哦，我是这么说的吗？"尽管不争辩有点难受，但是每次都用"可是、虽然不对"这样的方式争辩，是不会有好结果的。

什么是失智症?

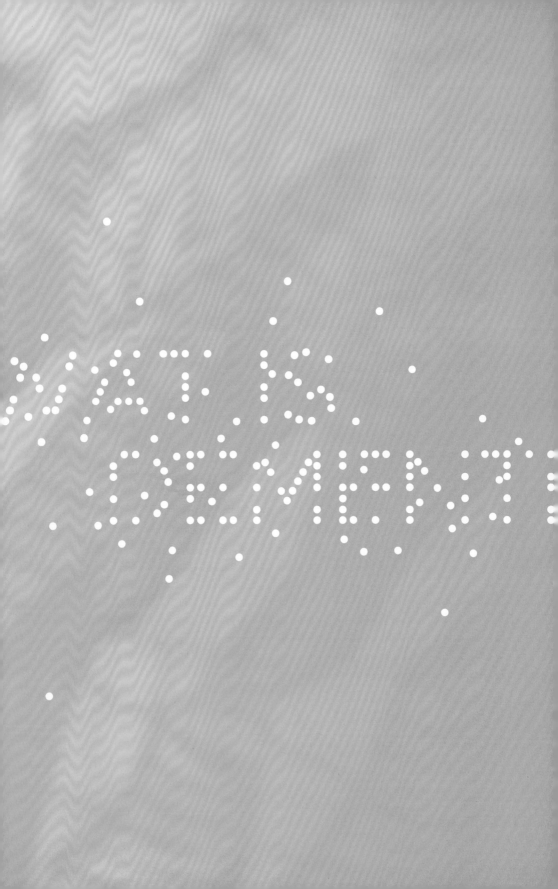

对抗性行为

对抗性行为

导言

病人在患上失智症之后的行为变化非常复杂,但是我们可以用漏斗模型简单地来说明。健康的时候,我们在日常生活中的各项行为都有很大的选择余地。

例如,我们可以选择怎么喝茶:配不配茶碟,现在喝还是再等一会儿,喝热茶还是凉的。在第4层上,选择余地很大。漏斗的上部最宽,表示选择很多。每低一层,选择就相应减少。

在第4层能够正常工作时,我们能够自由选择是跑着、跳着、趴着、坐着、迅速地还是缓慢地去做某件事。然而,到了第3层上,随着层面变窄选择也减少了。到了第1层的底部,我们就完全失去了选择余地,只剩下一种行动的方式。

把漏斗倒过来的话,就可以解释依赖性。一个人的可选择的动作范围越小,日常生活中在行动方面的依赖性就越大。

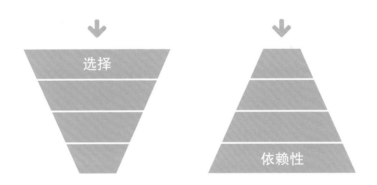

阶段

失智症的发展有不同的阶段。随着理性的高脑功能的逐渐失去,可选择的余地越来越小,最终反映在病人的行为上。选择的再度减少和伴随的行为变化标志着病人进入了新的阶段。不过,在失智症进展的不同阶段,感性的低脑都能继续正常工作。在失智症的后期,第2层变成头脑的主要工作层,以至

对抗性行为

于成为头脑中枢。

对抗性行为

可供选择的动作越来越少，行为也随之产生变化。最大变化之一是不再能够独立地行动和工作。病人对伴侣、亲属或朋友所提供的帮助和护理需求随之增加。此时，患者身边的伴侣和亲友可能需要面对意料之外的情况，因为新阶段产生的新行为可能具有对抗性。因此，先了解一些由失智症产生的具有对抗性行为有助于应对它们。我们对这些行为的理解越深入，就越能恰当地处理突发情况。

杏仁核

对于大多数失智症患者的行为来说，杏仁核有突出的作用。病人由于身处不熟悉的环境或身边没有熟悉的人而无法解读当前的场景或理解所面对的情况，于是病人的杏仁核不断被激活导致他们感到害怕，甚至发脾气。正因为如此，我们对待病人的方式、病人所处的环境、室内装饰和护理方式等都应该符合头脑第 2 层的接受能力，保证病人只使用第 2 层就能够理解。也就是说，要保证失智症患者在行动之前不需要再进行思考。

在环境方面，使用病人熟悉的装饰或者装修风格是非常重要的，室内环境也应该契合他们对过去生活的记忆。我们可以用患者 20、30、40、50、60 岁时的照片来测试他的记忆已经退回到哪一个时间点。如果他仍然能够识别某个时期的照片，那么他对这个时期的记忆还尚未失去。

焦躁不安

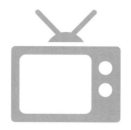

一旦失智症患者的周围环境中没有动态刺激,患者就会产生焦躁不安。他们无论何时都需要接收到某一个动态刺激,也就是说他们的周围总需要有一个向他们发出动态刺激的事物。

例如,电视画面、玩游戏的小学生、窗外的鸽子笼等。

当第 3 和第 4 层功能减弱时,头脑主要依赖第 2 层工作。但是,第 2 层是无法处理静态刺激的。如果失智症患者住在疗养院里,他们房间里通常只有静态刺激。由于他们无法接收和消化这种刺激,所以就会产生焦躁不安。

第 3 层和第 4 层功能受到精神疾病影响的患者,也不能接受没有声音的环境。如果把这类患者关进没有刺激的隔离病房,他就会开始尖叫并且捶打墙壁。小孩子也离不开动态刺激,他们在课堂上可能还能保持安静,但是他们课间在操场上玩的时候通常会大喊大叫,这是因为他们需要声音的刺激。这就是第 2 层——非常重要的层面——负责的。在第 2 层,行为是感性冲动且不经过思考的。因为第 2 层没有思考能力。

寻找

对一个患有失智症的人来说,他坐下来的时候一切都是静止的,这会让他觉得自己好像不存在了。因此,为了摆脱这种感觉,他会自己去制造动态刺激,例如不停地敲桌子。有的患者会不停走来走去,有的会扯自己的毛衣,还有的开始大喊大叫,会有不同的表现。为智力低下的患者提供护理时我们发现:患者会反复地前后摇晃。这是因为通过摇晃身体,周围的一切都会开始移动从而产生动态刺激。患有失智症的人可以坐在专门的摇椅上，前后摇动。这样，他们的头脑就可以平静下来。

如果没法接收并消化静态刺激，我们内心就无法完全平静。所以只有当周围的环境里有动态的刺激时，失智症患者才能平静下来。但有一个前提：患者需要能从他坐的地方看到刺激。否则，他又会开始走来走去。要注意的是，走来走去并不是他的目的，他需要的是走动带来的动态刺激。坐在安静的客厅里的患者见了外面的车流就会想要出门，但他们并不是想要"出去"，而是受到第2层的支配，在寻找动态的刺激。动态的刺激在哪里呢？对他们来说，在窗外的马路上。

夜间

由于缺乏动态刺激而导致的不安，在夜间尤为明显。对于患者的大脑来说，卧室就像是一个漆黑的山洞，让他没法忍受。这种情况可以通过在卧室里留一盏小夜灯来解决。实验表明，在卧室里放一盏走马灯也能让患者感到安心和舒适。

白天

总想着给失智症患者营造一个安静的环境是错误的想法，千万不要把所有东西都关掉。因为完全无声的环境会导致患者的不安。他们会因此开始四处游走，寻找动态刺激。要避免这种情况的发生有各种各样

"患者表现出焦躁不安时，我总是试着去体会他的感受。只要我努力去响应他的感官需求，他就能安下心来并恢复安全感。患有失智症的人对安全感的需求很高。"

Linda Schouten
护士

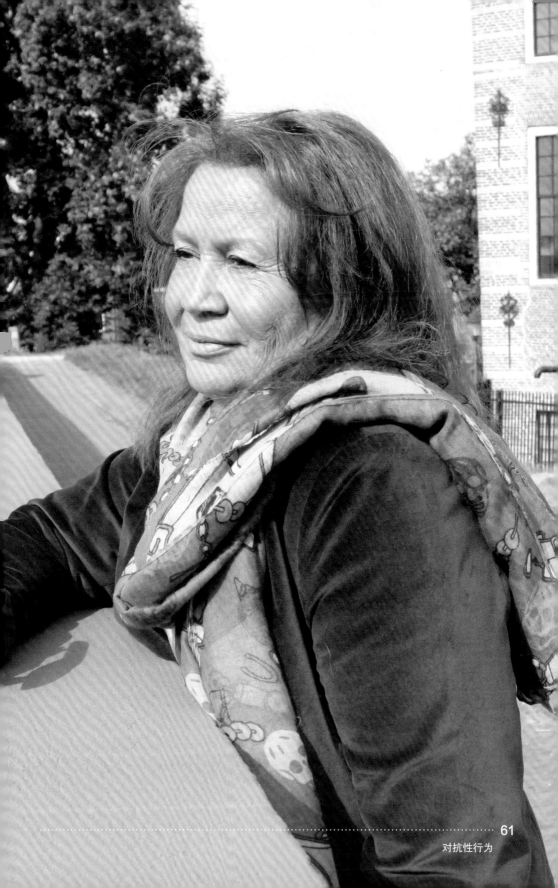

对抗性行为

的方法。比如，在患者不安的时候，直接陪他一起坐一会儿就能缓解他的不安。一起做些事情（请看本书的第三部分）也是一个很好的给予刺激的方式。不能陪伴他们的时候，影像材料——如草原上的牧场、熙熙攘攘的集市都是很好的视频素材，很合适给患者播放。目前，很多养老院已经经常播放这种影片了。

刺激过多

动态刺激过多也能导致不安。患者一下子迎来了3个访客，还带来了患者的几个孙子、孙女，屋里的大电视还开着，这个场景中的移动图像和声音对患者来说太多了。根据失智症进展的阶段，患者能够同时接受的刺激数量也不同，在与患者相处的过程中，我们可以通过实际情况进行判断。

猜疑

疑心重主要出现在失智症初期。猜疑具体指患者会过度思考。一个人会对所有的事情产生怀疑,很有可能是因为他对现实缺乏信任,或者信心不足。

虽然保持适度的疑心有利于自我保护,但是过度猜疑可能会导致很多问题。过度猜疑的人不敢马上接受别人的邀请,也不敢出门逛街。他会对所有友好的事物产生怀疑。

除了谵妄[1]以外,失智症是老年人疑心重的主要原因。记忆、注意力和言语理解能力受到影响,使得患者所经历的现实不再是他熟悉的现实。一个人开始猜疑是因为他慢慢地不能应付周围的世界,这是失智症患者中很常见的现象。例如,忘记了某件事情,却不肯相信自己把它忘掉了,又或者自己把东西丢了或者放错了地方,却又把整件事都忘了。家里的清洁工一般都会是第一个受责备的人。虽然是自己弄丢了东西,但是因为已经不记得整件事已经发生过了,所以也只能责怪身边的人了。

正因为如此,失智症患者的疑心会变重并不奇怪,尤其是在患病初期思考能力还没有完全退化的时候。但是在第3、4层的功能衰退的后期,患者就不会再表现出疑心很重了。

虽然是自己弄丢了东西,但是因为已经不记得整件事已经发生过了,所以也只能责怪身边的人了。

后果

疑心重使得患者感到越来越孤独。他们觉得别人不理解自己,感到害怕,甚至感觉有人在监视自己。他们失去了对别人的信任。正因为如此,失智症

---

[1] 谵妄是指一组综合征,又称为急性脑综合征。表现为意识障碍、行为无章、没有目的、注意力无法集中。

患者绝对不会向熟悉的人或者护工寻求帮助。猜疑很可能导致不信任,甚至可能产生恐惧的情绪。失智症患者的怀疑行为不是自己主动选择的,而是疾病引起的。学着接受这个现实非常重要。我们可以通过对他们的理解,赢得患者的信任。

对待

既然患者已经觉得别人不理解他,我们不应该试图劝说他们放下戒心或者为自己辩护。相反的,借助同情心、表示理解对方的态度才能解决问题。我们可以和患者说:"我明白,你是觉得有人拿走了你的东西。"用心去倾听患者的意见,然后提出一些温和中性的问题最有效。在这种情况下,信任是要慢慢获得的。在取得信任之后,患者在我们面前就能安下心来。

恐惧

恐惧使我们警觉。第2层顶部的杏仁核是让我们保持"警醒"的恐惧中枢。杏仁核能够让我们即使在无意识状态下也能避免无法处理的或不愿意处理的情况。不过，过多的焦虑也可能会导致问题。老年人，尤其是失智症老年人，焦虑过度经常导致问题。

如果高脑中思考能力及选择能力的功能不能正常工作，就不能正确地感知、表达和控制焦虑情绪。失智症患者无法进行预测，也就无法预料将会发生什么，因此会感到很不安全，心里不踏实。既然没有安全感就会寻找安全。但是，如果周围环境不能提供安全感，就引发焦虑的产生。正因为如此，失智症患者的杏仁核经常会启动，尤其是在缺乏安全感的时候。

提供安全的环境

我们可以通过提供一个安全的环境来给失智症患者安全感，并防止患者焦虑。在这个过程中，周围环境以及我们对待患者的方式有着很大的影响。这和安抚没有患病的正常人的过程一样，都可以通过把手放在对方的肩膀上来表示支持、伸出援助之手或者说些鼓励或安慰的话来实现。最重要的是，我们会不自觉地发出想帮助创造一个安全氛围的信号。这是我们看到处在焦虑之中的人的自然反应。

我们和失智症患者相处的时

一位68岁的男士在阿尔茨海默咖啡馆（Alzheimer Café）[1]接受采访时说："我不介意我老婆出去一会儿。但是如果她早上说4点左右能到家了，但是到了4点还没回来，我就会很恐慌，能立马出一身冷汗。"

---

[1] Alzheimer Café 是专门为失智症患者和他们的亲戚朋友建立的一个咖啡店。在这里能结识病友和有关专家、与他们分享经历，而且能了解失智症以及相关的问题。

候,我们接近他们时的行为也决定了他们的反应。根据接近者的行为和态度,患者的杏仁核会判断是否安全。一些接近的方式和行为会让患者感到惊恐。比如说,我们突然跑进患者的房间并向他冲过去,患者就很有可能开始往后退并且表现出焦虑。这是因为他可能把我们当作了他上小学时的老师,因为他捣蛋所以过来骂他。

肢体语言

除了这些身体动作和表现出来的态度,话语、眼神以及肢体语言这三个方面的因素也有影响。失智症患者可以准确地感知音乐的旋律和各种态度。患者同样会感知我们的情绪、性情和诚意。如果我们对失智症患者瞪眼、用强硬的口气说话或者我们表现出很不满,他们都能感觉到,并且不再觉得安全,也有可能变得具有攻击性。

> **!**
>
> 患有失智症的人感知所有的细节

与失智症患者接触的时候,应该始终以患者为先。这就要求我们要照顾他们的感受并配合他们的步调。只要注意看他们的表情,就知道他们在想什么事、感受到了什么。这是因为失智症患者的表情非常容易解读。患者露出什么表情,就代表什么意思。我们应该有意识地接触和对待患者,并按照他们的状态和节奏进行。我们实践了几次之后,也会习惯成自然。掌握这种能力是一种挑战,也一定会有回报。

孤身一人

一些患有失智症的人不能独处,需要时刻有人陪伴。他们光是想到自己要一个人呆着,都会感到焦虑。他们之所以会感到焦虑,是因为他们觉得自己需要依靠别人,也因为自己没有选择能力了。即使把他们单独留在家里一小会儿,他们也会去找爱人。只要能找到,他们就又能安下心来。现在有一种'安慰影碟',适合经常需要白天独自在家的老人看。影碟里有患者熟悉的各种照片,比如出生的房子、爸爸妈妈等。除了照片以外,还可以储存一些视频,比如家人、孩子、孙子挥手打招呼或者说话的镜头。女儿说一些祝福问候的话，中间偶尔停一下，让妈妈有时间回答。比如女儿会说："我在上班，看，这是我的办公桌……""我一会儿下班了过去看你"。或者说："你是世界上最好的妈妈！"再配上一个飞吻。有的老人在这时会凑上前回吻电视屏幕。

一位患有失智症的女士入住养老院的时候特别焦虑。人们后来才发现，这是因为她曾经在一所寄宿学校学习，在那里她受到了很多不公正的对待，对她来说是一段很不愉快的经历。而这家养老院是一栋老式建筑，环境和她当时的学校有点相像。患者以为她又回到寄宿学校了，所以很害怕。

一个安全的环境

除了相处的方式以外，周围的环境状况也影响着患者安全感。新的图像不能再被处理，也没法储存进记忆了。所以有一个熟悉的环境，能看到自己熟悉的物品能给失智症患者带来安全的感觉。

Anneke 说："做护理工作时，我尽量避免让他们接触过多的复杂刺激，因为这些刺激主要由高脑负责处理。我指的是现代科技设备或者一直在响的电话：患有失智症的人对付不了这些东西。这是因为他们只要思考就会碰到困难。他们的思考过程一般来说只能到第 2 层，而负责识别图像并且指导我们作出反应的那一层却达不到了。如果这个过程失败了，杏仁核就会被激活。他们也会开始害怕，然后生气。"

失智症患者的表情非常容易解读。患者露出什么表情，就代表什么意思。

创伤经历

得了失智症之后，有创伤性战争经历的患者会重新经历可怕的场景。如果患者把某个人当作战争中的敌人的话，可能会发生意外情况。

对抗性行为

战争时被关在日本战俘营的一位患者需要使用轮椅。锁上轮椅刹车的时候，他突然变得愤怒。这是因为他以为这种"嘎哒"的声音是枪在上膛。

另一个例子显示了解患者生活背景的重要性：有一所养老院举办了一个"印尼周"，很多住户都开始焦虑。这所养老院居户中有一部分人以前在荷属东印度群岛[1]（也就是现在的印尼）当过兵。因为容易引起住户焦虑，所以这项活动很快就被取消了。

Anneke 还说："创伤经历深入第 2 层，可以说深入了灵魂，而不只是第 4 层中的感想。应对心理创伤的现代方法是快速眼动法（EMDR）。这种疗法对失智症患者的心理创伤也很有效。因为创伤经历仍然储存在头脑当中，所以患者能够把它讲出来。治疗时，受创伤的人给治疗师讲他的经历。在讲述的同时，患者的左边和右边会有小灯快速地交替亮起。这样无意识地引导讲故事的人目光左右移动。在有梦睡眠（即快速动眼睡眠）阶段，我们同样会左右移动眼球。在这个睡眠阶段中我们可以消化白天所经历和体验的一切，所以是非常重要的睡眠阶段，而且与非快速动眼睡眠交替出现。在进行快速眼动法治疗的时候，人为地产生有梦睡眠阶段会发生的眼球快速移动。通过这种方式，进行第 3、4 次治疗会诊之后就能消化和处理心理创伤。"

临床神经病学教授 David Servan-Schreiber（尾注 3）称这个疗法为眼动脱敏与再加工（eye movement desensitization and reprocessing，EMDR）。

1　第二次世界大战之前，印尼是荷兰帝国的殖民地，被称作荷兰属东印度群岛。二次大战结束之后，印尼意图宣布独立并发动了印度尼西亚独立革命。荷兰政府派兵到印尼，与独立军进行战斗。战争持续了四年，期间的血腥武装冲突，造成了军人可怕的经历。

攻击性

坚定自信的人不会让别人夺走本该属于自己的东西。他们可以为自己辩护，而且会在必要的时候表达自己的强烈不满。但是，有时候坚定的自信可能会导致攻击性的行为、大声说话、大声喊叫、摔盘子，甚至攻击对方。

攻击性行为的来源可能是智力或体力减退带来的无力感，或者是独立性的丧失。除此之外，恐惧、悲伤、失望和沮丧的情绪也是攻击性行为产生的原因。此外，谵妄和失智症之类疾病也有可能使病人产生攻击性。不过，不是每个失智症患者都会表现出攻击性！

如果病人患有思觉失调、癫痫、抽动秽语综合征和亨廷顿舞蹈病等疾病，他们的行为将直接由大脑支配。患者异常行为产生于大脑的疾病只有上述几种，其他疾病（比如失智症和精神病）异常行为则是由于别的原因导致的。

失智症患者的攻击性行为经常来源于恐惧的情绪。恐惧的情绪产生于杏仁核。有的患者会变得具有攻击性，而另一些则没有攻击性，这是由患者的杏仁核活性决定的。

恐惧和攻击性行为的来源

有时候，患者在遇到意料之外的事情时会感到恐惧。这是因为失智症患者病情发展到一定程度，已经失去了思考的能力，也失去了所有记忆。在这种情况下，他们无法理解正在发生的一切。如果我们问失智症患者："您今年多大岁数？"这对他们来说可能是一个可怕的问题。因为他们已经忘记了自己的年纪，而且也无法自己思考、找到这个问题的答案。所以我们的问题会让他感到挫败。在这种情况下，杏仁核会容易被激活。结果就是患者感到生气并说："这关你什么事！"

我们最好也不要指出失智症患者犯的错误或者纠正他们的说法。夫妻之间经常会习惯性纠正对方的错误："昨晚电视上播了赵忠祥的节目。""不对！那是前天的事！"。这时，如果两个人开始争辩而且患者不断地被他的妻子纠正，他的杏仁核就被激活了。在家里，亲人的纠正是产生攻击性行为的主要原因。如果亲人和护理者了解否定的言语对患者的影响，就可以避免冲突情况的产生,给患者提供一个平静的生活空间。如果患者对他们说:"老王昨天来看我了。"却实际上老王是上周来的,最好回答是:"是嘛!他能来看你真好!"

以下情况可能会导致患者生气或者表现出攻击性行为:

在相处时:

- 我们行动或者说话太快
- 禁止患者做一些事情
- 因为患者反复重复几句话批评他们
- 给他们压力
- 不让他们自由活动
- 问他们一些他们无法回答的问题或者要求他们做一些他们无法做到的事情——让他们感到挫败

还要避免让患者面对:

- 脑力疲劳
- 让人感到恐惧的电影画面,如战争和动物捕猎等
- 照明不够或光线缺乏
- 同时接触多种动态刺激
- 刺激从背后传来
- 认不出的事物或声音
- 突然传来的声音,比如拖动椅子的声音
- 和别人坐得太近

不要太过直接

下面的例子说明了和患者相处时,要注意方法:一对夫妻坐在餐桌旁,妻子想看报纸,她的老花镜正好在她患有失智症的丈夫的身边。这时她说:"把我的眼镜递给我。"他就会无奈地回答说:"我可不是你的仆人!"但是如果妻子采取引导的方法,可能会取得更好的效果。如果妻子说:"我要看会儿报纸。""哎,我的眼镜去哪儿了?"这时患者就会看看自己周围。妻子再说:"哦,在你旁边呢,把它递给我,好不好?"这时丈夫就会很自然地把眼镜拿给妻子。

如何应对生气的情绪?

如果患者开始生气,我们首先需要思考自己的行为:"是不是我的哪个动作让他害怕了?"患者的愤怒和攻击性情绪可能来源于他们被对待的方式,所以解决方式就是改变我们对待他们的方式。失智症患者之所以生气(战斗)或者不配合(逃跑)都是因为患者的大脑不能理解当前的场景。所以我们应该缓慢、友好和平静地与患者相处,不要向他提复杂的问题。这样,患者就能感到安全、自在。一旦患者有了安全感,他的大脑就有可能突破杏仁核功能的局限而达到第3层的功能水平。这时,他们就有能力突破我们的预期,完成一些有意思的对话,比如关于生活智慧或者关于过去的对话。这种话题能让患者感到十分安全。

诱导

杏仁核会唤起恐惧的情绪,但是也会对诱导的行为做出积极的反应。也就是说,我们可以通过诱导的方式满足杏仁核的需求。我们在说"今天天气很好,我们可以去散步"或者"好香啊,开饭了"的时候,其实就是凭直觉在诱导患者。这是我们帮助患者的方式。因为如果我们直接地对他们说:"来,我们一起出门。"患者可能会听不懂。诱导的方法会有更好的效果:"天气真好,今天很暖和,我们出门好好享受一下!"并向患者伸出手做出邀请他们的方式,能让患者理解并且很乐意地配合我们。

诱导的经典案例

Faber先生要去日托中心度过一天。在出发的前一天晚上他已经知道了,但他还是会问:"我必须得去日托中心吗?"第2天,为了帮助丈夫起床穿衣服,做好去日托中心的准备,Faber太太一大早就起床了。因为来接Faber先生的巴士来得比较早,所以他们很赶时间。而失智症患者的感觉很准,所以他发现他的妻子很着急。在准备的过程中她说了这么一句话:"赶紧的,你快点。"Faber先生的杏仁核在那个瞬间马上就被激活了。他要选择战斗或者逃跑。他最后选择了逃跑:"我不去,我不喜欢日托中心。我再也不会去了。

对抗性行为

我很不喜欢那里。"她回答说:"但是他们已经在那里等你了。""我才不在乎呢。""那就算是为了我,好不好?""那我也不去。"这时,Faber 女士已经不知道该怎么做了。

接 Faber 先生的车到了,开车的司机在处理这种事情上很有天分。他透过窗户发现 Faber 先生的脸红红的,于是他想:"哎,他生气了,我要想个办法"。所以他把车速放慢,打开车窗,向 Faber 先生挥手。等车开到门前,他开心地挥着手说:"Piet,陪我一起去兜兜风吧!今天你可以坐在前座!"。然后 Faber 先生很干脆地出了门,开心地坐上车,甚至忘了和妻子说再见。

这位很有天分的司机是怎么做到的呢? 首先,他从一开始就注意到了 Faber 先生家里的情况(观察),而且他能够理解 Faber 先生的情绪(实践知识),并且按照 Piet 的情绪做好准备(调整)。最后他用一件让他开心的事情诱导他完成了任务。

幻觉和妄想

当精神病患者脱离现实的时候,幻觉和妄想就会伴随着思觉失调出现。失智症患者也可能出现思觉失调。失智症患者的幻觉和妄想是受大脑直接支配的,而不是由环境因素引起的。

患者出现幻觉的时候,他们的体验和感觉对他们来说都是"真实的",但是他们身边的人却没有同样的体验和感觉。患者能够听到声音、看到事物,甚至能感觉到食物的味道,但是它们并不符合现实。幻觉的内容和他妄想的种类有着紧密的关系。妄想是一种思维上的障碍:即使自己的想法不符合现实,患者也会坚信自己想法是正确的。身边的人想要纠正患者的妄想几乎是不可能的。妄想发生的时候,可能不会会同时出现幻想,反之亦然。例如,一个人因为健康状况不佳住进养老院,然而他坚定不移地相信——这是一种妄想——他的儿女们为了取得他的财产合谋把他送了进来。大部分妄想和猜疑紧密相关,患者可能会感到不被尊重、被跟踪或者嫉妒的情绪。

大部分妄想与猜疑有紧密的关系。

交流

出现幻觉的时候——无论是否伴随着妄想——患者对现实的意识都是扭曲的。患者身边的人必须都要意识到患者对现实的意识存在着扭曲。患者处

对抗性行为

在他的幻想世界里的时候，与他建立联系会很困难。幻觉中的人会感觉别人都不了解他、还有感到害怕和孤独，而且他不会给别人机会去帮助他。

怎么做?

首先，我们必须认真对待这些迷茫人，不要笑话他的幻觉，这是至关重要的。不要去和他辩论"他的现实"，最好问问他都看到了些什么、感觉到了什么、有什么想法，等。我们还需要确定他的幻觉是否会让他感到害怕。如果他的幻觉对他来说不可怕，他可能会很享受他的幻觉，比如他的幻觉是一群在玩耍的小孩子。如果患者的幻觉或者妄想使他感到

保证周围环境中的刺激不会过多——一个、最多两个动态刺激——是非常重要的。我们自己必须维持平静的心态：我们表现出来的激烈情绪越少，对患者来说就越好。

害怕，我们就需要配合他的妄想做出行动，比如帮助患者吓跑"怪兽"。配合幻觉或妄想来帮助患者解决幻想中的危险可以帮助我们与患者建立信任。一旦我们获得了患者的信任，就能够陪他们做一些可以分散他们注意力的事情，比如听音乐或者做些简单的家务。

错觉

错觉的产生是看不清、听不清或者无法解读某个接触造成的。当错觉出现的时候，我们也需要帮助患者找到原因。例如：房间里太暗，一幅现代艺术风格的画会让人联想到一幅可怕的画面，或者一种声音会让人联想到枪声。我们可以保证屋里光线充足、拿走这幅现代风格的画或者避免这种声音的出现。这样，导致患者出现错觉的因素就被消除了。

当失智症患者出现妄想、幻觉或者错觉的时候，他们的表现可能是相似的。所以我们必须首先仔细地观察周围环境中有没有会引起患者困惑情绪的因素。最好请几个人一起帮忙观察，防止漏掉一些细节。只要能够发现问题，解决它们通常是很容易实现的。

我们如何应对对抗性的行为,以尽可能地帮助失智症患者?

① 换位思考

当患者表现出对抗性行为的时候,我们首先要做好心理准备,不要轻易被惊吓到,同时尽量站在他们的角度思考:他为什么会做出这样的行为? 前文中的内容能够帮助理解患者的感受。

② 安全的环境

创造一个安全的环境能够防止患者出现对抗性行为。 患者可以从一个他们熟悉的房间、房间中熟悉的摆设和随时能够得到帮助的想法中得到安全感。在一个新的、陌生的环境中,尤其是在户外,伴侣或其他亲友也可以提供安心的支持。

③ 相处方式

一种适合的相处方式也有预防的作用。我们和患者说话的时候,除了要注意谈话的内容,我们说话的方式也很重要。用一种亲热、平静的方式对待患者,我们就可以避免多种问题的出现,还可以取得很多进步。比如,我们可以和他们说:"我很乐意帮忙",而不是问他们:"你在干什么? "

④ 不要惊慌

生气或者惊慌的情绪完全没有帮助。我们应该保持平静,而且在必要的时候向别人求助。医院的专业人士或者有相关经历的朋友都能帮到我们。

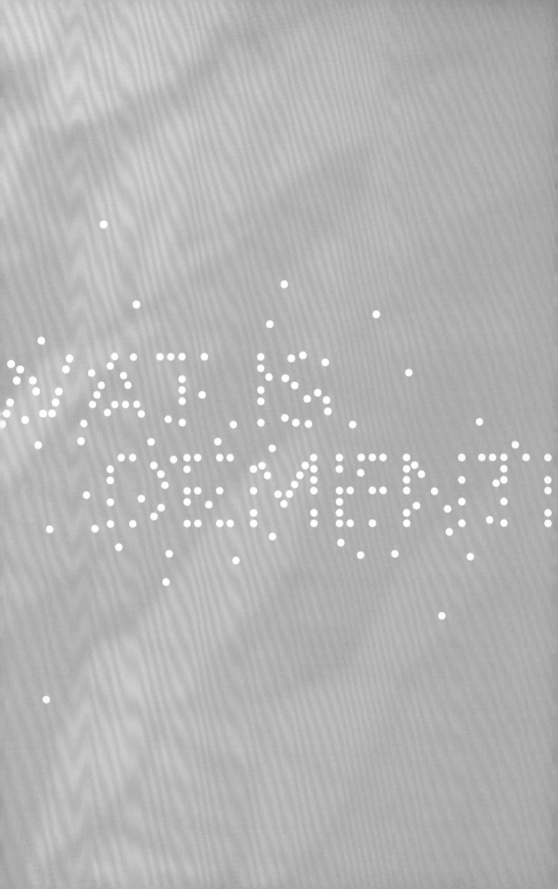

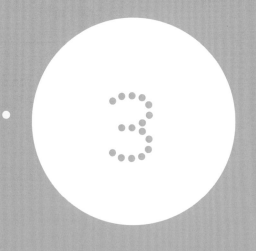

陪伴失智症的日子

陪伴失智症的日子

导论

随着理性的高脑功能逐渐减弱,患者独立生活的能力也随之降低。他们越来越依赖别人的照顾和护理。

患上失智症之后,患者的平均寿命一般是 8~10 年。他们会在家里度过这其中的大部分时间——独自一人或者与伴侣一起。如果他们独居,志愿护理工作将由亲戚、邻居或朋友等人负责。如果与伴侣一同居住,伴侣就自然需要负担起护理工作。随着失智症的发展,护理的负担可能会变得过于沉重。当亲友负担不起护理工作时,专业护理工可以到家中提供协助或者在患者搬入的养老院全面负担起护理工作。

无论我们多么关心和爱护一个人,为自己的伴侣或者亲戚提供志愿护理并不是一件容易的事情。护理的过程困难重重。当我们能够整天照顾我们患有失智症的伴侣或者亲友的时候,一切都会显得很顺利。但是,一旦我们不在他们身边,问题就会出现,比如恐惧、困惑或者四处徘徊的行为。换言之,我们每天 24 小时、

Jos 在年纪不大的时候就患上了失智症。他的遗孀 Margreeth 讲述说:"有时候一切都很顺利,我自己也觉得'没事了',却会突然间发生预料不到的事情。"

每周 7 天,总会因为患者对我们的依赖而没有空闲的时候——尤其是在失智症的晚期。一般来说,人们会很容易低估这种护理工作的强度。

除了照顾患有失智症的亲人,照顾好自己也是至关重要的。如果我们自己感到不舒服、不自在,我们也无法全心全意地照顾其他人。虽然有时候找到休息和放松的时机很难,但是无论如何,必须要抽时间进行休息和放松。可惜的是,大多数人不敢向别人求助。但是为了自己能够保持最好的状态,我们必须突破这种自我限制,敢于向别人求助。

学习过程

患上失智症之后,每个人病症的发展过程都不相同。虽然有一些相似之处,但是并没有一个标准的过程。每个人是独特的,所以每个失智症患者的病症发展也各不相同。

我们该说些什么?哪些话不能对病人说?为什么?我们如何为患者提供安全感?如何确保患者周围的刺激既不会太多,也不会太少?我们如何独立应付病人所需的日常护理?有哪些活动是他们可以继续做的?哪些已经不适合他们了?这都是志愿护理的亲人朋友常常遇到的困境和问题。这些问题并没有现成的答案。大部分答案是在实践中摸索总结出来的。尽管如此,对失智症有基本的了解是必须的。有了对失智症的基本了解,就能够理解失智症患者的行为。只有这样,我们才能够对患者的行为作出反应并与患者和谐相处。这个道理不仅适用于提供志愿护理的亲友,而且也适用于所有与失智症患者接触的人。

许多人对失智症避恐不及,这主要是由知识的缺乏引起的。他们不知道患者不回答某个问题是由于他们已经失去了思考和回答的能力。他们已经不能再观察、思考、想象和为自己考虑。对于具有正常头脑而且一直在不断地思考的人来说,这是无法想象的。

能够与失智症患者相处应该从了解失智症的性质开始。

志愿护理:"斗篷护理"

斗篷护理这个词起源于意大利。来自阿西西的圣人方济各(Saint Francis of Assisi)(公元 1182—1226 年)是一位提倡节俭生活方式的虔诚绅士。他把所有他拥有的及别人赠送给他的东西,都送给别人或与其他人分享。有一天,他到了一个村庄,身上穿的衣服很少很薄,有人看到了圣人方济各,就立即拿了一件斗篷,披在了圣人方济各的肩膀上。"斗篷护理"一词由此而来。[1]

在夫妻一同居住时,主要由伴侣担负起志愿护理工作。当然,如果夫妻中的一位患上了慢性病或者失智症的时候,两人之间的关系可能会受到影响。调查结果表明,在夫妻之间,相比男性,女性会觉得负担志愿护理工作更加困难。这源于两个原因:当丈夫的大脑受到损伤的时候,大部分人认为妻子去照顾护理他是理所当然的,而且没有人会主动向她提供帮助。相反,如果妻子遭受大脑损伤,而她的丈夫成为了志愿护理工,就会有很多人和他说:"你应付得了吗?让我来帮忙吧。"。当他表示自己不知道怎么做家务和护理妻子的时候,就会有人来帮助他。但是妻子从一开始就没有选择的余地,不得不自己独立承担起护理责任。时至今日,这仍然是社会的主流思想和行为。

> **在 Alzheimer café 里,一位 72 岁的女士说:**"因为我明天整个下午都要去参加培训,所以我请邻居带我老公一起去 Vlissingen 市里。我已经提前 1 周把这个安排告诉他了,但是前一天他还是会为了这件情焦虑不安。毕竟我现在已经是他的支柱和安全港了。连续 4 天,他每天晚上都心烦意乱的,他害怕和别人相处,而我又不在他身边。他现在没法控制他的感受。他从小就害怕自己不能正常小便,但他一直以来能够控制这种恐惧,可是他现在没有这个能力了,他也不知道这种恐惧是从哪里来的,但是他却摆脱不了。如果我在的话,他就感觉比较安心。"

对女性来说,为伴侣提供志愿护理比较困难的第二个原因是,她们比较敏感而且会把所有的事放在心上。尤其是当丈夫开始说一些难听的话的时候。虽然不能去责怪他,但是妻子还是会把这些难听的话放在心上。但是男人一般来说不会这么敏感。比如,妻子出门去买东西,回来时和丈夫说她去趟肉铺。她的丈夫可能会回答说:"那你跟屠夫的关系真是不错啊!"妻子就会非常伤

---

[1] 荷兰语中的"mantelzorg"("斗篷护理")是指患者自己的亲戚家人、朋友或者邻居志愿地给他提供的护理工作。

陪伴失智症的日子

心难过,而且她马上会给女儿和好朋友打电话:"他没生病的时候也不是什么完美老公啊……"但是,如果丈夫刚从商场回来,听到他患有失智症的妻子对他说:"商场里肯定有不少可爱的女孩儿吧?"他就不会在意。但无论如何,这不会影响女人照顾和护理自己丈夫的质量。女人是伟大的护理者。就像 Neil Young 唱的 "a man needs a maid"(男人需要女仆),这是很有道理的。

接受

被诊断为失智症之后,接受这个事实是一个困难的过程,而且病人接受起来需要时间和精力。我们的天性就倾向于保持一种惯常的状态,而且不愿意接受过去的好时光一去不复返。一个人由于大脑患病使得他的性格受到影响的事实会让人很难接受。一个还活着的人不该就这样离我们远去。

如果我们每天都陪伴着患有失智症的亲人,我们会执着于那些相对顺利和精彩的时刻。支撑着我们的,是我们的亲人仍然能够做的事情。 例如,我们会夸张和强调他们的成功案例:"他昨天还做完呢,他上个星期还说出来了呢"。至于这种执着到底会不会帮助我们接受亲人不可避免的退化却是很难说的。

实践证明,亲友对于失智症的掩饰会产生不必要的伤害。最好的方式是从一开始就立即坦诚地跟大家说明情况。

> "我们在一种不稳定的平衡中共存。每天都需要调整。"

Irma van Milt
为患有失智症的丈夫 Piet
提供志愿护理。

82

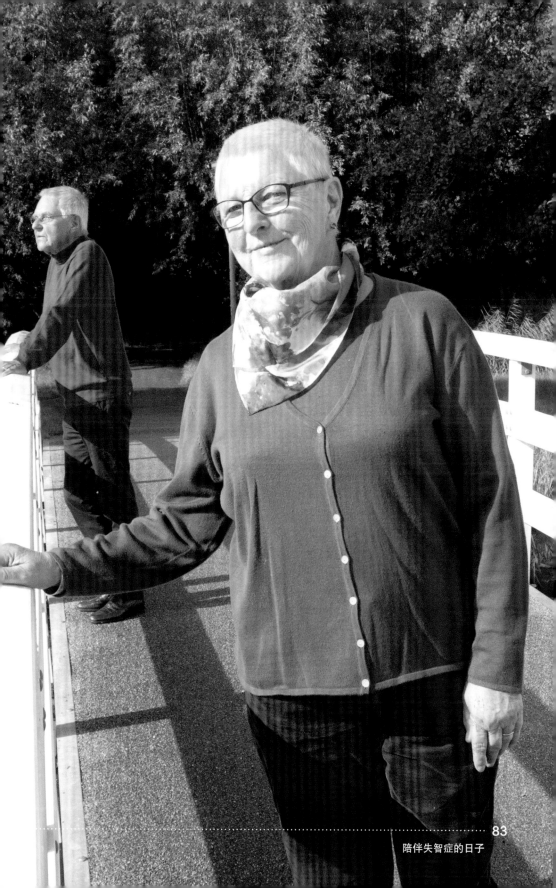

陪伴失智症的日子

陷阱

失智症患者的退化是非线性的,而且这有可能产生一种错觉。患者在某一时刻做不到的事情,换个时间却居然能成功了,反之亦然。有时候,承担志愿护理的家人会产生某种"被骗"的感觉。例如,在亲戚家里吃早餐的时候

坦诚地谈论失智症的现实能帮助大家接受。

患者居然能够完全独立地——也不需要鼓励——给自己盛好一碗粥。"这怎么可能?为什么在家里做不到呢?他在骗我吗?"如果我们认为,他在自己家里也应该能成功做完这件事,这就是一个陷阱。这是因为亲戚家里环境或者亲戚对待他的方式的某个细节有可能指导了患者的独立行动。例如,桌布、筷子或者盘子很像患者小时候用过的东西。

新的刺激

接收并消化刺激以及根据我们所看到的、听到的、闻到的、感觉到的事物作出反应是我们大脑的基本功能之一。如果这种功能受了失智症的影响,患者就会产生行为上的变化,而且患者的行为是我们很难理解的。更难理解的是,有些事情我们笃定患者肯定做不到,但是他们偏偏做到了。一个精彩的例子发生在一位患有失智症的女士身上。她已经不能再照顾自己、独立生活。有一天她在一个好朋友的陪伴下去了她们以前最喜欢的咖啡厅。她轻车熟路地和大家打招呼,跟人聊天,还能点饮料"来一杯咖啡",很自在的样子。回到家里,她却依然很迷惑。造成这短暂的"恢复"的原因是双重的。出去玩能够促使大脑内产生保持好心情、感到快乐的激素。另外,她来到了一个熟悉的环境,而且她非常清楚在那里要做些什么。这个例子表明,失智症患者在装

新的刺激有利于找到日常生活的意义。

潢熟悉的环境里感觉最自在。

因为大脑需要被刺激、需要"营养",所以活动不仅有作用,还是绝对不能少的。如果失智症患者的大脑缺乏"营养",他们更容易迷失方向。通过持续(或者重新)把他们忘记的信息提供给他们,就可以预防患者陷入迷茫,并能帮助他们了解当下。

活动

我们在这部分中将讲解各种日常出现的问题以及我们怎么克服和处理这些问题。下一节提供的活动列表和针对日常护理的指导均来自志愿护理和专业护理人员的日常实践。

活动

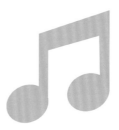

参加活动、做些事情、开始实施一项计划,这都是由高脑的第4层处理的任务。一旦第4层因为失智症的影响而不再能正常工作,患者的主动性也将丧失。

当失智症患者不知道做些什么来打发时间的时候,他们就会开始感到无聊。所以,患者的一些日常活动,比如买东西、玩游戏或者去探望朋友对患者来说在日常生活中的活动方面,也需要别人的帮助和引导。

并不是所有活动都适合我们正在照顾的患者,这取决于患者的个人喜好和他大脑的工作水平。我们可以通过让患者参与多种活动并观察哪些活动受到患者的欢迎,来判断他大脑的工作水平。无论如何,最好不要让患者参加科技含量很高的活动。但是我们用电脑的触摸屏做很多有趣的事。年龄比较小的失智症患者可能会喜欢玩一些电脑游戏,尤其是小孩子的游戏。失智症患者可以很开心地在触摸屏上控制各种各样的人物。

除了我们在这本书中推荐的活动,还有更多适合失智症患者参与。有时候我们会发现,只有其中的一小部分活动受到患者的欢迎或者能让患者参与进来,但是只要不停尝试就一定能找到合适的活动。因为患者会忘记做过的事请,所以我们可以让他们重复参加同样的活动:对患者来说每次都会像新的活动。

图像

患有失智症的人喜欢看移动的画面,因为这是一种动态刺激。不过,这不意味着他们会喜欢所有移动的画面和图像。例如,他们必须能够看懂他们面前的画面,所以随便打开电视让失智症患者看一个随机的节目是毫无作用的。他们看不懂那些包含暴力、尖叫的广告和各种脱口秀节目。他们会更喜欢看老片子。比如《我爱我家》《大闹天宫》,或者有很多美景、动物和配音的《动物世界》也很可能受欢迎。相反的,只有一个人的单一场景独角戏却不太受患者的欢迎。以前的——画质差而且有很多雪花的——黑白默片同样不受欢迎。

失智症患者很喜欢看过去老片子和配音的纪录片。

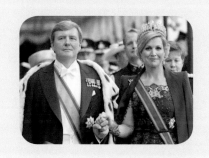

动物不能说话,所以关于动物的电影也很受欢迎。不过,记录动物猎食的场面攻击性太强,因而并不适合患者观看。除此之外,拍摄技术也是很重要的。例如,阳光洒在三朵红色牡丹花上的特写镜头会让患者联想到血迹。如果首先拍摄种满着牡丹花的花海,之后才推到近景的画面才是患者能够理解的。

慢镜头、近景和短且快的画面也是失智症患者不能理解的。用摇臂快速拍摄全场观众的镜头对于患者来说速度太快了。快速切换的聚光灯也会让失智症患者感到困惑。我们必须要记住,我们所面对的这一代失智症患者的记忆通常停留在 20 世纪 40 年代,当时还没有这种先进的摄影。一些女士在看到这种画面之后会说:“我觉得他们坐在旋转木马上。”另一个女士:“不是,那是德国军人的探照灯,现在在打仗啊。”

大屏幕

电视在白天的护理环境中确实是很重要的活动道具。找到合适的节目和内容,看电视是失智症患者很好的被动娱乐方式。患者能连续玩游戏的时间一般不会超过 30 分钟,但他们看电视却不会觉得累。看屏幕上的图像比听音乐合适,因为只听音乐比较抽象。所以我们可以把音乐和过去流行的歌手或者管弦乐队的图像结合起来。不过,在某些情况下,音乐也很有用,比如进行体育活动的时候,失智症患者面对动态刺激的时候,他们看到的动态刺激是优先的。因为患者的视力可能退化，所以选择显示清晰颜色鲜亮的大屏幕对看电视的患者来说很重要。

失智症患者看到的

图像必须是优质的，最好是彩色的。因为失智症患者视力的退化是由于许多视觉刺激在大脑中不能被完整处理造成的，所以我们给患者提供的图像必须是清晰的、最好是彩色的。也就是说，有一部分视觉刺激是患者完全看不到的。我们可以通过眯起眼睛，透过睫毛看电视，来体验失智症患者的视力。他们不会把注意力放在白色墙上的白色橱柜上。患者不会认为看到白色的墙壁就代表房间已经到尽头了，所以最好不要让患者住在墙壁刷成白色的房间里。彩色的墙壁——非清淡柔和的颜色——能够帮助患者看清楚墙的位置。患者也不会认为玻璃门和高大的落地窗是房间的边界；他们会试图直接穿过玻璃门和窗户到外面去。家具的颜色必须与地板的颜色有明显的差异。反光的地板看起来就像溜冰场，所以患者会小心翼翼地滑过去。

失智症专用电视节目

Anneke 说："我最近在忙着设计和制作'失智症专用电视节目'。它提供一天中帮助失智症患者完成他们日常生活活动的录像。早上有日出和鸟儿的鸣叫，可能也会配上"太阳当空照"的儿歌，然后播放吃早餐的场景。这些图像是引导患者自己去吃早餐的重要刺激，因为低脑的第二层是负责模仿行为的层面。一碗粥是一种静态刺激，所以不能引导患者去吃早餐。而且，这时患者自主决定要做的事情（第4层）的功能已经丧失了。所以，电视上播出正在吃饭的人的画面是合适的刺激。

"早餐以后播出一部美丽、平静的电影。在茶歇之后放一些欢快简单的民乐曲子。再在午饭之前放出炉子上放着热气腾腾的锅的画面，这样患有失智症的人就知道吃饭的时间到了。午饭以后午睡之前会有水族馆的画面，如果患者坐在他们的安乐椅上看着这个画面，他们在5分钟之内就会睡着了。

"午睡之后可以放一个连续剧，接着17:00—18:00放一些跳舞或者广播操的图像，引导患者做一些活动。这些刺激是可以促使患者在晚饭以后去厕所小便的重要刺激（详见第103页）。

"这样，我们可以在一天中交替播放平静有趣的画面和引导患者完成某种任务的画面。与此同时，每次完成任务的时候，患者都会因为需要移动位置反复从安乐椅换到普通的椅子上。因此,患者还能够保持活动和站立的能力。"

音乐

音乐可以在各种方面提升失智症患者的幸福感。音乐还能让患者安静地坐在椅子上的患者兴奋起来。不过,选择适合的音乐类型也很重要。比如说,爵士乐和巴赫对某些患者来说可能太复杂了,这种音乐主要刺激高脑。而华尔兹舞曲和过去的流行音乐则适合头脑第 2 层次对有结构的乐曲的需求,所以这些音乐更合适。节奏感强的音乐、进行曲、三四拍的乐曲,或者听了一次之后就能跟着唱的旋律都很合适。当人群里放起华尔兹舞曲,又有人开始跟着音乐节奏舞动或者挥动手臂,所有人——甚至那些以前看不起简单的华尔兹舞曲的、最狂热的古典音乐爱好者——都会跟着一起舞蹈。

失智症患者的记忆在慢慢退到过去的状态,所以他们会比较喜欢老歌。现有的技术能帮助我们找到适合患者的音乐。比如,音乐网站上有专门为失智症患者开设的主题页面,可以选择使用

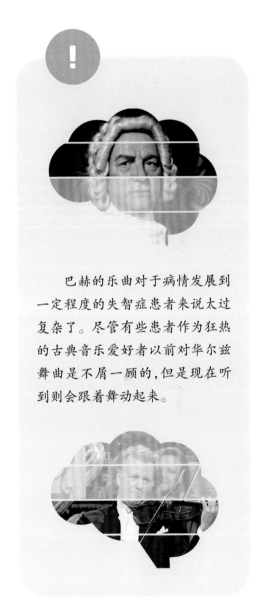

巴赫的乐曲对于病情发展到一定程度的失智症患者来说太过复杂了。尽管有些患者作为狂热的古典音乐爱好者以前对华尔兹舞曲是不屑一顾的,但是现在听到则会跟着舞动起来。

不同主题的音乐:舞蹈、散步、睡眠和放松等。找到患者 15—25 岁的时候听过的音乐最合适。对于不能理解现今电视节目的患者来说,电视和广播台还有

些怀旧金曲频道,也是不错的选择。

对于失智症患者来说,音乐有多种作用:让患者冷静下来、打起精神、针对性地引导他们的行动(比如"醒醒,太阳已经出来了")、营造氛围、促进交流、改善与人相处的方式、忘掉自己的烦恼、鼓励他们多参加活动等。除此之外,音乐还能让患者回想过去的回忆、标记时间("天已经黑了,该休息了")、帮助他们午睡、阻止他们做出恼人的行为等。如果想阻止他们做出恼人的行为,国歌也许能产生奇迹。让患者自己演奏音乐也很受欢迎,比如练习打鼓。音乐疗法有上述所有的作用,而且恼人的行为出现的时候,请一位音乐治疗师介入就能有效地解决问题。

失智症患者也非常享受歌唱过程。令人惊讶的是,他们能毫不费力地唱出以前的歌曲。唱歌永远是快乐和积极的体验,而且主要刺激情绪。万幸的是,失智症患者的情绪功能不会受到影响。

离开住所

所有焦虑不安的人,一旦离开经常居住的室内就会平静下来。这究竟是由新鲜的空气、与室内不同的气味、宽敞开放的空间,还是某种其他刺激引起的,还没有定论。但是实践证明,带患者到外面去很有效。甚至高楼林立的城区里,人也能平静下来。最可能的解释是:"屋外"总是有某些动态的事物——总有东西在移动,比如天上的云……轻微的动态刺激能让人平静下来。

出门有很多种方式:散步、买东西、逛街、到别人家做客、去公园、和朋友一起去钓鱼等。车速不太快的话,去兜兜风也可以:患上失智症后,处理一切图像要花的时间会更长一点。坐车一般来说很受患者欢迎,尤其是能看到蓝天绿树,同时又能看到一些人工建筑。有时候好动好闹的患者会在车上睡着。有经验的看护,会经常带患者去兜风来安抚他们。

出门也意味着能做一些运动,这些运动有利于患者整体的身体健康。每天锻炼 1 小时的目标也许对失智症患者来说不能完全保证,但是也要努力避免完全不运动的极端。Erik Scherder 教授研究了运动对头脑健康的影响,并发现每天运动有利于改善头脑功能。

与人交往

到了某阶段,患者不会再期待——甚至害怕——去别人家做客或者邀请别人来自己家里做客。原因之一是患有失智症的人没有什么可以和别人聊天的话题:进行一段昨天或者明天的对话已经不能实现了。他们已经忘记了昨天,因为不能思考又无法预想未来,所以也不能谈论明天。就这样,对话对他们来说越来越困难,所以亲戚和朋友也不愿意探望失智症患者了。这是一件很不幸的事情,因为这会让患者变成孤家寡人,然而患者又保留着感到孤独情绪的能力。

> **!**
>
> Margreeth 已经去世的丈夫在还年轻时就患上了失智症,她说:"亲戚和朋友说他们害怕来探望我们。我和他们说,不要问他问题就好。他们的反应都是'那我可做不到'。"

除了聊天,还有其他办法能把接待客人变成有趣、欢乐的活动。比如一起看家人的相册、玩游戏、看一场有趣的电影、一起唱歌等。或者简单的出去兜兜风、散步等也是不错的选择。对失智症患者来说,不管有没有对话,聚会或者和熟人在一起本身就很开心。

我们可以邀请两个亲友一起回忆过去的好时光。虽然失智症患者不会主动参与对话,但是他会很享受听他的朋友讲述的过程。失智症患者非常喜欢听别人聊天:因为所有的手势、表情和开朗的笑声都是动态刺激。

如果把患者一会儿就会忘记了有人来探望过了这件事当做借口而根本不来看望他们的话,就很不合理了。因为最重要的事就是接待客人、能享受与人交往和受到亲友关心的那些时刻。失智症患者的生活质量在很大程度上取决于与亲戚家人、朋友熟人、老同事度过的那些美好的时光。

做游戏

简单的游戏对失智症患者来说是有趣且有意义的消遣。我们可以自己设计许多游戏。以下是一些例子,它们也许能激发更多的创意:

陪伴失智症的日子

- 在桌子上摆出 12 件物品，和患者一起观察他们之后，用一块布把它们盖上。参与游戏的人需要用手在布下面触摸每个物品，并猜出正在摸着的是其中哪一个。
- 说出不同的花的名字：我们说"牡丹"，然后对方可以说"郁金香"。我们再说"玫瑰"，之后对方有可能又会说"牡丹"。但是不管患者是否会一直说同一个名字，我们都要在他们参与之后鼓励他们："很棒，你知道很多种花呀。"失智症患者会觉得这种游戏很有乐趣，他们尤其喜欢被夸奖和鼓励。当然，这个游戏也可以用鸟类和其他动物的名字或者地名来玩。
- 看图猜名字：用家庭相册来让患者猜照片上的人是谁，或者用风景照片让他们猜出地名。
- 把毛巾缝成小袋子，里面放上玻璃珠、小石子、沙子或者大米等，然后缝好，然后让患者猜里面是什么东西。
- 猜歇后语和成语：三个臭皮匠……一石……等，然后和患者一起讨论它们的意思。
- 一起玩儿童木质拼图。
- 经典游戏，比如挑棍儿、抓子儿等经常很受欢迎。

玩游戏的时候，失智症患者必须感到很安全。一旦他们感到受到威胁，他们就会退出。对于他们做对了或者参与了的事情给予鼓励和称赞可以为他们提供所需的安全感，让他们获胜也是一个好办法。

各种各样的活动

各种各样的活动能为失智症患者提供有趣的、有意义的消遣机会。失智症患者会很想做一些有用的事情。在 Alzheimer Café 里，一位 74 岁的失智症男性患者说："我昨天过得特别好。我把我们家的草坪剪了！可惜我们的草坪不够大。"虽然某些家务和活动在我们看来是很简单的，但是对于失智症患者来说却是非常有意义的。这是因为他们在做这些事的时候能感觉到自己在做的事情是有益的。

下面一些有意义的示例活动：

- 读报纸、杂志或者以前看过的故事书等。患者到对内容感兴趣。
- 对于女性来说，梳妆打扮，比如挑衣服、化妆和做发型是很好的活动，她们也非常喜欢擦护手霜。

- 剪下杂志里的图片,用它们来制作一些有趣的明信片,然后把这些自己设计制作的明信片寄给亲戚朋友。主动联系他们以后,也许会收到他们的回应,比如他们的回信。
- 出去参观博物馆、逛市中心或者动物园。决定进行这种活动之前,一定要确定患者能接受的运动强度,因为失智症患者会容易累。
- 一起回忆过去:用以前的照片、明信片或者家庭相册等,聊聊祖国或者家乡。
- 一起做一本手账,患者非常喜欢粘贴各种图片的感觉。
- 看以前流行的电视节目或者以前的新闻报道等。
- 观看从患者出生到他们30岁前后的影像,年轻人陪着患者一起看也有利于了解患者记忆退回到的那个"世界"。
- 让患者帮助完成各种日常的家务:洗碗、擦干、收拾餐桌、洗衣服、洗车、清扫落叶、交换、清理杂草等。患者在清理杂草时,可以很清楚的知道哪些部分已经清理干净了,哪些还需要清理。
- 去参观能唤起回忆的地方。
- 去熟人家里做客和接待客人。
- 宠物总是很受患者欢迎。尤其是幼年的宠物很可爱,会让人想拥抱它们。
- 翻阅相册或者有关患者心爱事物、家人或朋友的照片,这些照片也可以是数码形式的,比如和患者一起用平板电脑翻看。

日托护理

把患者送到养老院的日托中心是避免让患者感到无聊的一个很好的办法。患者可以每个星期2~3天,或者1周5天在日托中心和别的患者在一起度过。日托中心会举办各种活动,患者也可以和别人聊天。日托中心能为患者提供有意义的活动和社交,丰富他们的日常生活。有的失智症患者甚至会认为他们这是去上班,而且他们会很喜欢这个感觉。但不管怎样,正因为有和他们境况相同的人在他们周围,所以他们的心情会有所改善。其实,有的患者在小组里的表现比在家里只和一个护理的家人相处,表现要好得多。

对志愿护理者来说,日托中心也很有意义。随着时间的推移,他们可能会超负荷工作。他们每天24小时都在照顾和引导一个脑损伤的人,感到疲惫很

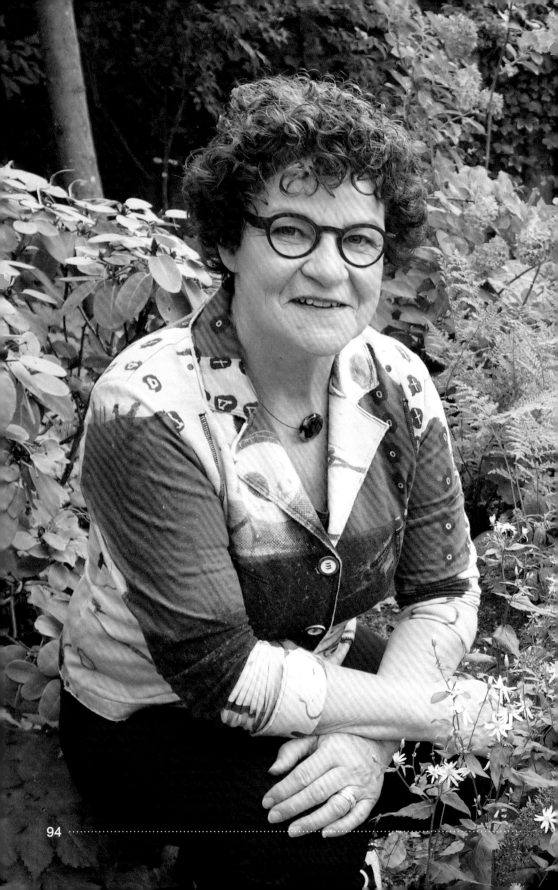

正常。Anneke 说:"其实我们应该给志愿护理人员颁发'好人'证书。"对他们来说,日托中心的支撑很重要:有了日托中心,志愿护理者就有机会计划自己休息的时间、有做自己的事情的自由。如果没有日托中心,志愿护理者的承受能力就会受到挑战。

打包

失智症患者喜欢把各种东西包起来。比如,他们把饼干包在餐巾里,然后把它放在包包里。当他们把包里有饼干这件事情忘掉以后,过了一段时间就会从包里拿出来一张脏兮兮、黏糊糊的餐巾。他们还会把自己认为重要的东西包起来:有时候,患者在上洗手间的时候会把昂贵的戒指、假牙和眼镜等卷在卫生纸里,然后把它们扔进小垃圾桶。如果我们知道患者会这么做,就能随时帮他们留意。

除此之外,打包也可以是一种游戏:把一些物品、空盒子和餐巾等摆在桌子上,失智症患者很可能会关注它们、忙着把它们包起来。等他们把东西都包好了,我们可以帮忙收拾一下。然后在 1 小时之后把包好的东西放回桌子上,患者又回去把它们拆开。这是一个很好的消遣。

整理归类

所有跟整理归类、排序有关的活动都会受失智症患者的欢迎。晚期的患者会非常享受和整理、归类有关的活动。整理归类主

> "因为失去了同事、朋友,所以 Jos 很悲伤。他们不知道怎么和他交流、怎么应对他的症状,所以他们就不来看 Jos 了。"

Margreeth van der Valk
失智症患者 Jos(1950-2011)的遗孀

要刺激低脑的第 1、2 层的功能。

一位发现自己母亲有些无聊的儿子想出了一种好办法。他现在经营的露营地是他父母以前在经营的。他想起妈妈以前每天晚上都会把前台的现金整理好并统计总数。他到当地的银行分行换了一大堆硬币[1]，请他妈妈把这些硬币按数额分开。妈妈完成了之后，儿子会夸奖、感谢她，并给她端上一杯茶，然后他会把硬币放回袋子里，等到下次她妈妈感到无聊的时候，他会再请妈妈整理这些硬币。这是因为他了解低脑第 1、2 层的两项功能：整理归类和排序。

用这种方式帮助失智症患者排解无聊的情绪非常有意义。对一生都在忙活的人来说，因为失去主动安排自己生活的能力了而只能一直坐着没事干会让他们感到不舒服。这些都会是很好的解决办法：擦干碗碟、打开之前已经折叠好的毛巾再重新叠好等。

Anneke 说："有一天我在日托中心看到一个男患者拿着一罐螺母和一罐螺钉。他把螺母拧在螺钉上并把它们放在另外的空罐子里。把两个罐子里的螺钉和螺母都拧完了以后，他受到了夸奖。然后坐在旁边桌子上的男患者会把螺母和螺钉都拧开。对他们来说，这就是打发时间的好办法。"

失智症患者喜欢归类和排序，比如把一大堆彩色铅笔按颜色分开：低脑第 1 和第 2 层的功能。

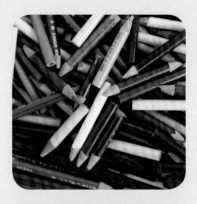

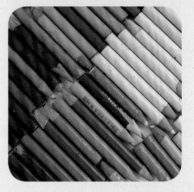

---

[1] 在荷兰用欧元，欧元有 7 种不同价值的硬币。

日常护理

家务、护理等所有日常活动都在高脑的第4层实现。这意味着这些看似寻常的动作实际上会给大脑造成负担。

一旦大脑运作不正常,日常生活活动(acitivities of daily living)和日常家务活动(activities of daily housekeeping)就会立即受到干扰。一些看似很寻常、很轻而易举的动作其实并不是理所当然的。这是因为我们采取行动需要按照一定的顺序实现数十个动作,所以还需要洞察力和思考能力。

如果第4层的功能受到干扰,我们将不再能独立地进行这些活动,而且会需要相关的帮助。提供这种帮助的方式、提供帮助的环境在很大的程度上决定了失智症患者是否能够进行一些活动。下面,我们将带您体验日常护理的一天。

一天的开头

起床

有时候我们并不想起床,失智症患者也一样。如果是因为他们需要更多的休息,那么晚一点起床也没有问题。但实际上,按时起床有利于白天生活的节奏。爱睡懒觉的人有时候会因为晚上睡不着而并变得焦躁不安。这甚至可能会导致昼夜生活节奏的逆转。

如果失智症患者早上不想起床,我们该怎么办? 怎么才能让患者起床? 首先:使用一些诱导! 比如说做好早餐,先让早餐的香味飘进卧室,然后端着自己的那一份早餐走进卧室,边走边说:"这包子太好吃了。"患者很有可能马上就会起床,因为他也很想吃早餐。

另一种有效的手段是有亲戚家人、熟人照片的相册,主要是过去的、展示日常生活的照片。因为女性在患病前经常会有固定的活动安排——周一洗衣服、周三煮肉、周五烤鱼等等,所以这个方法对女性的效果尤其的好。当患者看到邻居在自己家里喝咖啡的照片时,她就想到这位邻居可能要来做客并想要起床,而且患者一会儿之后就会忘记这位邻居实际上并没有来。

陪伴失智症的日子

给男人看以前做工作时的照片有同样的效果：他会想到工作和早起，就会因为"我要上班"这样的理由起床。他们在洗过脸、穿上衣服以后就会忘记要上班的事情，但这并不重要，重要的是他们可以用这种方式开始新的一天。

我们可以使用这种相册来刺激引导失智症患者采取行动，这些行动可以是各种日常的、每周都要进行的，甚至每个月都要进行的。这是因为患者已经失去了主动力，所以可以用这种方式引导他的行动。

> **！**
>
> 我从来不会问："起床好不好？"因为患者十有八九会回答："不好。"我会说"我们一起努力吧，今天也会是很好的一天的"这样的话来鼓励患者起床。
>
> ——Irene 独立护理人员

那么我们让患者在床上享受一顿美味早餐，表示我们对他的关心和爱护。可以在患者吃饭的同时给他介绍今天的安排。这一天的安排主要由各项重要活动组成。这种基于共情的护理形式会很受欢迎并能给患者提供一种安全的感觉。

淋浴

虽然对很多人来说，有些事情会带来舒适的享受，但是失智症患者可能会很抗拒这些事情。例如护理的日常实践中经常需要进行的淋浴。这可能是以下几个原因造成的：

如果提供帮助的人不是患者的伴侣而是另外一个人，患者可能会抵触在这个人身边脱衣服。

对淋浴的厌恶也有可能与淋浴本身的"不可识别性"有关。不认识淋浴装置让患者感到恐惧。在过去，大部分人并不熟悉淋浴装置，即使用过，莲蓬头的样式也和现在的装置完全不一样。失智症患者记得的淋浴图像是以前的装置的图像。而现在的淋浴装置并不符合这个图像。另一个问题可能是对水的恐惧。现在的老年人小时候经常用凉水洗澡，而用凉水洗澡会感觉不舒服。患上失智症之后，这种对凉水的恐惧将再次被唤醒。

用喷头洗脸和头发也有可能让患者很不舒服。眼睛里会溅到水，再加上被喷射的水流吓到而引起窒息的感觉对于一些失智症患者来说是难以忍受的。

有几种方法可以使淋浴的过程变得轻松愉快。首先,对于患者不想洗澡的想法表示理解。帮助患者脱衣服的时候必须放慢节奏,而且要提前说明这次要脱下的是哪一件衣服。洗澡之前在地上准备一盆水,让患者有机会习惯水。洗澡的时候把毛巾围在脖子上,让患者产生一种要泡澡的熟悉感。

尽可能让患者自己完成一些动作是最好的,而且不要很快就接手帮助他们。让患者自己拿着淋浴头、自己用浴花擦洗(如需要就先演示)、自己冲洗等。

将墙上的淋浴头调整到患者肩部的高度,防止水一下子喷在患者头上。及时的夸奖他们会让患者感到很安心。害怕洗头发的问题可以通过在患者眼睛上盖上一层毛巾来解决。

擦洗身体

如果洗淋浴的挑战实在太大,可以在水槽旁进行擦洗或在床边坐着擦洗。在水槽旁擦洗会让人联想到过去、小时候妈妈帮忙洗澡的经历。这样做的优点是失智症患者和护理员站在同一高度并且能看到自己的身体。这样他会觉得能掌控擦洗的过程。

患者对在床上擦洗可能会有

> **!**
>
> 给患者介绍新的、不认得的或不习惯的事物百害而无一利,而且会让患者产生不安全感——无论是什么。

顾虑,但是这些都可以解决。在床上擦洗对失智症患者来说是完全陌生的体验,他们不知道会发生什么事情。这是因为他们记忆里没有相关的“图像”。这个问题该怎么解决? 在床上擦洗的时候,患者必须能看到自己的身体,而且是全部的身体。因为他无法思考,而且无法进行预测,所以有人在触碰他的身体这件事对他来说很可怕,尤其是自己看不到正在发生的事情的时候。最好的办法是,护理工让患者坐起来,给患者讲解清洁的顺序,并用毛巾覆盖身体的其余部分,这样可以让患者感到安全。

穿衣服

因为失智症患者对刺激过度敏感,所以需要注意给患者准备合适的衣物。有些衣服有可能让患者感到紧箍或者刺痛。衣服过紧或者过于粗糙——比如亚麻布、硬羊毛或者合成纤维织物制作的衣服——都有可能会引起刺激，特别是当人感到疲劳或者瞌睡的时候。纯棉和柔软羊毛都是非常舒适的布料。老人因为经常坐着不动，所以为了避免着凉应该多穿几层衣服。不过，在暖气充足的房间里或者在炎热的夏天也要避免衣服穿得太厚。

触摸

失智症患者被人触摸的时候很快就喊疼，这也导致有些人说失智症患者太娇气了。但实际上被触摸的刺激对他们来说比正常的感觉强烈得多。其次，患者不能理解我们正在做什么，而且他们受到的刺激有一大半是他们无法预料的，也就无法做好心理准备。其三，患者不一定总是愿意接受我们的帮助和护理。如果他们不想要我们的帮助却被触碰，他们的感觉就会格外强烈。

饮食

失智症发展到一定的阶段，日常饮食对患者来说可能会成为一种挑战。患者可能会不想或者不愿意吃饭。有时也可能是因为他们的无意识运动反应受到了干扰，所以患者无法把勺子送到嘴边。对于患者来说，曾经很寻常的事情他们已经无法轻易做到了。下面，我们为大家提供一些建议。

如果患者不想吃饭的话，拖延是一种有效的手段。有时候，过了一会儿患者就愿意吃饭了。或者我们可以说"这次味道也很好"，然后自己也开始吃饭，诱导的方式也可

"当一位亲人患上失智症时，你会忘记所有的专业知识：无论有没有经过专业训练，直面失智症的事实都会特别痛苦。"

Joep Koch
荷兰失智症综合护理，
经理

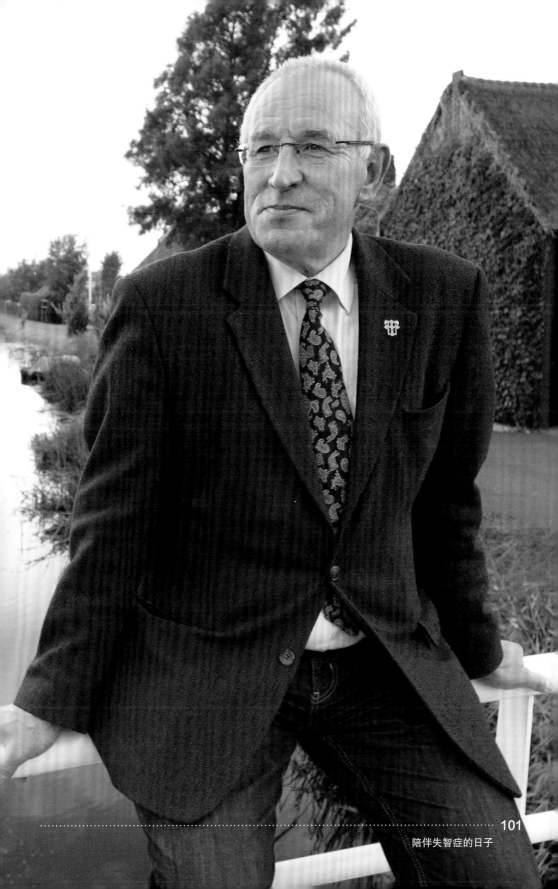

陪伴失智症的日子

能让他开始吃饭。这是已知第 2 层中的模仿功能。盘中的食物对他们来说终究是静态刺激，也是他们难以理解的。

用餐的环境必须与失智症患者的水平相符。因为他们无法再做出选择了，所以应该给患者提供一种除了吃饭没有其他事情可做的环境。如果在吃饭过程中我们站起来去拿某些东西，就产生了一个动态刺激，导致患者分心并且不再继续吃饭。所以说，吃饭的时候，作为护理工或者志愿护理人员，我们必须保持安静以适应患者的需要。失智症患者能按照自己的节奏进食也非常重要。由于运动反应的干扰，筷子和勺子已经变成很难使用的工具了，而且把勺子送到嘴边的过程变得困难而且很缓慢。在这种情况下，不使用餐具而用手就可以食用的食物可以解决问题。例如：胡萝卜、豆角、春卷、香肠、薯条、土豆块儿等，都可以用手拿着吃。可以用多种食材做成馅饼，然后切成丁让患者用手拿着吃。对患者来说，没必要遵守那些用餐礼仪。

识别度

食物首先应该是患者能认得出的。除了食物本身以外，餐桌、餐具等也是同样的道理。患者熟识的东西有助于引导他们走到桌子旁边并坐下吃饭。此外，食物的外观必须是患者熟悉的。现在的一些新兴食材可能很美味，但是患者会因为以前没见过这种食材，而且它的样子对于患者来说不像是能吃的东西而拒绝食用。当这种情况出现的时候，我们可以自己先开始吃并且告诉患者说它很美味。一般来说，新的、现代的食品种类患者是无法识别的，因此也会导致问题。

除了食物的识别度，有些食物的形式可能会给患者造成困难。像豌豆这一类颗粒状的食物是患者无法独立食用的。对他们来说，用勺子舀起颗粒状的食物并把它送到嘴边并不是一件容易的事情。此外，患者也很难把这些食物吞咽下去。把这些食物和各种果泥和酱汁混合起来，对患者来说就很容易了。在这方面，苹果酱是一个很好的选择。

老年人的味觉——尤其是失智症患者的——会发生变化，而且整体的口味会变得比较淡。正因为如此，肉类不太受他们欢迎，而且肉吃起来感觉就像在嚼一块儿橡胶似的。不过嫩肉、香肠、狮子头却不会让他们产生这种感觉。他们能保留对酸甜和辛辣味道的感觉，所以配有番茄酱的食物或者用辣椒调味的菜会更受欢迎。

日程安排

规划

老年人——特别是失智症患者——需要固定的规划。患者大脑工作水平大多处于第 2 层,而第 2 层是负责结构的层面,所以规律性更加重要。为各种日常活动——比如饮食习惯及时间、入睡和起床的时间、购物安排等做一个固定的安排,对患者来说是最有利的。

午睡

老年精神病医生 Fiolet 博士(尾注 4)曾经在一家养老院进行了一项实验,让患者自由安排全天的活动和休息时间。进行测试时,所有患者都可以随时吃饭、睡觉、决定自己起床的时间。护理也是 24 小时排班,所有访客都按照病人的节奏来安排。对护理工来说这是一种解脱:不再需要按时催病人睡觉、起床,劝他们吃饭。这个实验也显示:每个人都表现出 6 小时活动、6 小时休息、再进行 6 小时活动的规律。Fiolet 博士得出的结论是:失智症患者早上早些起床、下午睡一个较长的午觉比较好。最好不要在床上午睡,因为患者会联想到晚上睡觉,而是应该在一张安乐椅上,配上毯子和枕头。让患者自己试着在椅子上睡午觉。拉上一部分窗帘,但是不要全部拉上,因为黑暗会引起患者的恐惧。如果患者有需要,可以播放一些平静的自然画面,创造一个安静的环境,几分钟之内他们轻松地入睡了。有时候有些患者甚至能睡到 1.5 小时。实践证明,这种比较长的午觉很有效果,而且能防止患者在下午由于疲劳而引起的焦躁不安。

我们应该了解失智症患者的大脑会为每项活动付出更大的努力,所以他们会更容易感到疲倦。接触别人或做游戏的时候,患者通常只能在 15~30 分钟的时间里集中精神。另外,我们需要记住大脑会消耗人身体的 25% 的能量。

运动时间

失智症患者日常作息的重要活动之一是晚饭前的运动。因为大部分患者白天都坐着不动,所以会导致身体水肿。晚上躺在床上睡觉的时候,水肿会慢慢地通过循环被排解,所以患者过 1.5 小时就要上厕所。他们有可能会因为需要频频起床或者偶尔小便失禁而变得焦躁不安。晚餐前运动一小会儿,比如散步、跳舞等,能确保患者晚餐后就能排出水肿的大部分水分,避免起夜。

夜晚

睡觉

失智症患者的行为是由环境控制的,他们需要熟悉的陈设,来判断应该做些什么。因此,我们不应该告诉他们应该睡午觉了,而是直接营造一种午睡的气氛:把枕头放在安乐椅上、加上毯子、在电视上播放小船航行的影像等。这样,他们5分钟之内就能睡着。而晚上睡觉时,我们同样需要营造另一种晚上睡觉的气氛。

然而,患者准备睡觉有时候可能会出现下面这些问题。晚上夫妻两个一起看电视,节目结束了以后,丈夫把电视机关掉就去睡觉,这使得患有失智症的妻子很惊讶,因为对她来说,电视机突然被关掉太过直接、速度也太快,所以她无法理解。即使丈夫之前对她说过"一会儿这节目结束了我们就去睡觉"也不起什么作用,因为妻子无法想象马上会发生的事情。对失智症患者来说,晚上睡觉必须有一个缓慢的准备过程。例如,看完了电视节目以后,还要播放一盘画面让人放松的DVD、把灯光调暗,然后进入卧室,保留走廊里的灯光。等到她不想看DVD而且开始觉得无聊了,她就会开始寻找。到了卧室门口,又看到丈夫穿着睡衣,她就能够认出这个场景,自己就会说"对啊,我们要睡觉了"。

英国的一些养老院,护理工会穿着睡衣值夜班,这样能帮助失智症患者意识到睡觉的时间已经到了。

夜间

如果周围的环境里没有动态刺激,失智症患者的大脑实际上无法发挥功能。因为第3、4层已经不再能正常工作,患者大脑工作水平处在第2层,而第2层不能接受安静的环境,所以总需要至少有一个动态刺激来刺激大脑工作。一旦患者一个人处在一个安静的、没有任何动态刺激的房间里,他们就会开始走来走去、叫喊或者到处敲打。夜里醒来的时候同样如此。

我们来想象一下:作为一个失智症患者,在夜晚的昏暗中或者更甚,在黑暗当中、在一个完全没有动态事物的房间里醒来,感觉会如何。房间充满了无法消化的静态刺激,患者会变得焦躁不安,他们会起床或者开始大声呼叫。大家所担心的晚上在房子里面甚至上街乱走就是这样造成的。所以说,护理的挑战在于预防患者的这种焦躁不安的产生。我们下面来讲一些预防的办法。

在天花板上投影一些星空的图像能制造动态刺激。

我们在天花板上投影一些星空的图像来制造动态刺激;带有照明的假水族馆(在玩具店里能买到)也能提供动态刺激;或者也可以整晚播放关于大自然的电影。有的人即使没有患上失智症,也只能看着电视才睡得着。但是我们需要尝试并判断哪个方式才最适合我们所照顾的患者。

物理治疗师和触觉治疗师 Erik Storck(尾注 5)发现,当身体的某些部位感受到压力时,人的情绪反而会平静下来。针对大脑的研究也证明了老年人更习惯使用比较沉重的毛毯或被子。如果使用现代的轻羽绒被,失智症患者就感受不到被覆盖的感觉。正因为如此,比较重的被子或者毯子有助于为患者提供舒适感和安全感。

我们还可以在睡前用精油为患者按摩来预防夜间的焦躁不安,例如足部按摩。除此之外,让房间充满患者熟悉的、舒暖的味道也能使得患者安下心来。

搬家

我们不应该让老年人搬出他们熟悉的环境,这点已经证实了。对于失智症患者来说,这个原理同样适用,而且有可能更重要。不过,这也取决于失智症的发展阶段和患者本身。有的失智症患者接受不了孤身一人的生活,对这些人来说,他们越早入住养老院就越好。和伴侣一起搬家则要比一个人搬到新的生活环境独处更好。对他们来说,伴侣就是安全的支柱,能在新的环境里提供支持。但是一般来说,搬家对失智症患者来说并不是非常有利的,而且会给患者带来巨大的压力。多数新的场景会导致迷失方向和不安全感。患者还有可能会觉得自己是被遗弃在养老院的并且一直和伴侣抱怨这件事,最终有可能导致关系的破裂。

如果由于各种原因而不得不搬家,那么为了确保搬家过程能够顺利地进行就必须注意下面的问题。失智症患者不再具备适应和习惯完全新的、陌生的环境的能力,所以他每次进门时都会说"这不是我家"。只靠他自己适应,问题就无法解决了。我们可以先把他之前的家具搬到新的家,并按照以前的旧习惯进行装饰,比如地毯选择同样的种类和颜色,这是至关重要的。搬迁指导专家能帮助我们判断新的生活空间是否适合现有的家具。我们可以试着让新的环境尽可能包括患者熟悉的元素。有的人会把旧房子的室内装饰拍一张照片,然后放大打印出来贴在墙上作为墙纸,或者在墙上挂一个滴答作响的时钟和一个小橱柜。

创造力

Anneke 说:"有时候你需要一些创意。比如说一位先生被诊断为失智症,从而失去了他的驾照,但是仍然很想自己开车。可是他的妻子却不太愿意他开那辆'大车'。我的解决方法是:让他的妻子买一辆粉红色的、小得多的小型车(说是孩子们送的)。这样丈夫就会说:'我才不开这种车呢!'。这样,他是自己不愿意开车的,问题就解决了!"

在这种情况下,我们需要发挥为患者考虑的创造力。但是要注意,如果使用一些缺乏先见的谎言和借口,患者可能会直觉地看穿我们。

受到惩罚

如果我们办事时选错了方法,或者我们的介绍方式不对,失智症患者就不会感兴趣,而且还会挥手让你走开、看向另一边或者生起气来,这是他们惩罚我们的方式。这种情况出现的时候,我们应该首先思考:"我做错了什么?是我太直接、速度太快、出乎他们的意料?还是拿出了他们不熟悉的东西、又或者是让他们害怕了?"思考这些问题确实很难,但却很有用,因为马上就能了解应该采取什么样的态度。患者的愤怒主要出现在失智症初期,因为他们面前的世界不再是他们熟悉的那一个,因此会感到受到威胁。而在失智症的晚期,患者会慢慢地失去警觉,行为反而会平静下来。

我们经常可以从失智症患者的尖锐批评中学到一些事情。它们可以清清楚楚地表明，你仍然要把他们当成年人看待，而不是把他们当成小孩子。如果你在别人面前说到这名患者，特别是谈论他的生活能力，就很有可能会受到他的谴责。他们能清楚地感觉到这种谈论是不恰当的：他们对情感的感知能力并没有受到损伤，所以能从我们的语气和肢体语言解读出比我们想象的——或者希望的——多得多的含义。

在关于早上起床和吃饭段落中，我们解释了某些诱导有助于促使患者开始进行活动。但是，只有在诱导是真诚的、发自肺腑的时候，才能成功。失智症患者只靠语气就能直觉地判断对方是真诚的还是虚假的。如果诱导不是诚心诚意的，就没有一点成功的可能。

失智症患者擅长生活智慧。如果他们从我们的脸上看到我们很疲惫并且指出来的话，我们最好老实回答"是的，我累了"，不要否认。给出诚实地回答，我们就能得到患者的同情和温馨的安慰，并且患者会将一些生活哲理，比如"照顾好自己"和"不要给自己太大的压力"这样的话送给我们。一段美好的对话就此展开。

说服

一位 92 岁的患有阿尔茨海默病的女士在家中接受长期护理。护士在开玩笑时说这位女士很"固执"，而女士严肃地回击了她的护士。女士说"我绝对不固执，我有我的智慧"。除了这种对自身智慧的认知之外，有时候失智症患者会单纯地不愿意做一些事情，例如，不想起床、不想吃饭、不想洗澡等。我们这时该怎么办？下面列出了一些提示，其中一部分我们前面已经讲过了：

- 有可能现在不合时宜，稍后再试。在这种情况下，适当地拖延不是放弃，反而会导致患者采取行动。
- 通过"啊，太好吃了"之类的话语诱导患者可能很帮助，但是我们要真诚的表达，患者才会与我们共情。
- 如果别人提出同样的请求，有时候会一下子成功，在这种情况下，效果比原因重要。另外，异性的魅力往往很有效。
- 创意是很好的助力，就像小小的粉红车例子说明的那样。
- 有脑部损伤的人说出"我不愿意"时，十有八九是因为他做不到。只要我们了解这一点，我们就能应对问题并帮助患者。

• 同情心是万灵丹。只要我们在意对方的感受并试图理解他,就会不自觉的用善心去帮助他,对方能够马上感受到我们的同情心,也感觉到安全。

一般来说,否定或者反对失智症患者的说法并不是好的处理方法,但是实际造作起来可能有困难:毕竟我们已经习惯了彼此纠正的相处方式。但即使患者讲的不对,我们唯一能保证对话进行下去的途径也还是顺着他的故事加入对话、接受他的说法。志愿护理课程上,有的人提出"那如果我顺着他的话说,就等于撒谎了呢?"这话没错,但是我们没有其他办法。在护理有脑部损伤的病人时,与对方共情至关重要。重要的是回应他的感性感受,而不是对故事的内容作出反应。如果我们懂得这个技巧,与失智症患者相处就会变得容易得多。

陪伴失智症患者生活时,我们必须注意以下问题

① 照顾好自己

照顾好自己才能照顾好别人。按时休息放松、需要帮助时就向第三方求助是至关重要的两点。

② 乐于助人

刺激过多不好,但是缺乏刺激也不是件好事。患者按照自己的节奏进行简单的活动有助于避免无聊情绪的产生。他们很喜欢听到"麻烦帮我一下"这样的请求,也很喜欢帮忙之后得到的夸奖。这种活动能养护大脑并有助于预防困惑情绪的产生。

③ 突发问题

预想到可能会一直有突发的意外事件,并试着用创新的方法解决,有助于与失智症患者良好地相处。尽管护理者偶尔失去耐心无可厚非,但这会很大程度的影响护理者和患者的关系。

④ 需要规划

每天固定的时间安排和活动计划可以为患者提供框架。随着高脑功能——即独立思考——的减弱,大脑的第 2 层处在领导地位。第 2 层就是负责结构的层次,所以随着失智症的加剧,日常规划变得越来越重要。

未来

参考艺术家的意见

Anneke 说:"最近我见了一些艺术家,听我讲失智症患者的故事的时候,他们会从不一样的角度理解。他们的理解不但很准确,还能基于他们的理解进行一些非常不错的创意。

"一位艺术家设计了一系列不同大小的白色小球,高高低低地挂在天花板上。小球很轻,所以当有人走过的时候,它们就会开始晃动,而且每个小球都能演奏一个特定的和弦,所以很多的小球一起动起来就能演奏音乐。这个绝妙的设计为患者提供了他们所需的动态刺激。

"另外一位艺术家制作了一面像镜子一样的玻璃墙,镜子前面的人在墙上不仅能看到自己的影子,还能看到另外一个影子。墙上的人影上下挥动手臂,患者也会跟着模仿挥动手臂。更有趣的是,手臂往上挥动的时候会有音乐声,而向下挥动的时候音乐就会消失。有的患者自己想不到有什么活动可以参加,可是他还是需要身边有一个动态的刺激,这墙面就是一个实用的工具。

"有人还提议制作一个设备,让它能在特定的时刻播放家人事先录好的一句话。这样,失智症患者在家里浏览杂志的时候,如果看到某个家庭成员的一张照片,就会自动播放这个人事先录好的一句问候或者鼓励的话,就好像是照片中的人在说话一样。这也是制造动态刺激和促进交流的一种方式。

"我依然相信,有很多很有创意力的人能够帮助失智症患者更好地适应在家里和户外的生活。"

如果你能和失智症
患者友好相处

那么你就能和
所有人和谐相处

Anneke van der Plaats

附录

失智症的类型和症状

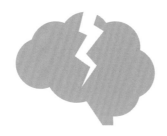

　　失智症是许多脑部疾病的集体名称。英语单词 "dementia" 字面意思是 "脱离精神"。失智症的发展是不可逆转的。到目前为止，我们仍然没有发现任何修复这种疾病带来的损伤的治疗方法，也没有找到任何让它不再继续发展的方法。

　　失智症是一种老年病，常见于 65 岁以上老人，年幼者和年轻人少见。60 岁以上的老人中，大约有 5% 会患上失智症。年龄越大，患失智症的可能性越大。80 岁以上患病比例会达到 25%，而 90 岁以上则高达 50%。

　　最常见的失智症类型是阿尔茨海默病。此外，已知的其他类型还有血管性痴呆、路易体痴呆、额颞叶痴呆。其中，额颞叶痴呆是以额颞叶萎缩为特征的痴呆综合征，又以皮克氏最常见。此外，失智症也可能由帕金森病（约 50%）、长期酒精中毒和艾滋病导致。

阿尔茨海默病的主要症状:

- 认知功能的缓慢减退:首先是记忆的减退。例如,患者在短时间内反复讲同一个故事,或者患者不记得刚才来了客人。患者逐渐忘记亲戚和好友的名字。这种健忘——不同于老年健忘——主要影响刚刚得到的、最近的信息。而记忆中最早积累的内容则能够保留比较长的时间,直到最终消失。

- 由于这种记忆力的丧失,他们即使是在家附近也会迷路。他们会留在附近徘徊,直到邻居发现之后把他们送回家,或者在较远的某处,身无分文又精神不振地被别人发现。

- 到了一定阶段,患者就认不出自己的亲戚和朋友了:他们可能会认出"自己家人",但是会把女儿认成是妹妹、丈夫是哥哥或者父亲等。对子女和伴侣来说,这往往是非常痛苦的。

- 简单的活动变得越来越困难:点燃气灶、系鞋带、做饭等。

- 对家庭环境的整理和对自己的照顾明显力不从心。

- 随着疾病的发展,许多患者在初期还能意识到自己的精神在逐渐衰退。这个过程会令人不安,还可能导致患者出现抑郁情绪、焦躁不安和烦恼。这些情绪的结果有过分悲伤、恼怒还可能伴随着攻击性的行为。

- 随着对这种衰退的认知能力的减弱,忧郁和焦躁不安的情绪也会减轻。病人情绪和行为会变得稳定和平静。

- 在晚期,患者经常会用空洞、呆滞、偶尔焦虑的目光来看周围的人或者事物。

- 另一个显著的特征是患者会试图从他们的衣服和身边的桌布上摘除假想的小绒毛。

- 由于(医疗)护理一直在进步,患者现在能继续生活多年,而且通常会住进养老院,便于接受护理。但是,患者与他人的沟通会逐渐减少,而且性格上的特点和独特面部表情会慢慢消失。

- 患者的身体抵抗力会持续下降:许多失智症患者最终死于某种感染。

血管性痴呆的主要症状：

- 与阿尔茨海默病引起的痴呆相反，血管性痴呆的恶化不是渐进性的，而是阶梯性的。这是因为这种痴呆症是由大脑中不同区域、不同大小的脑卒中引起的。因此，不同的认知功能不会同时受到影响。
- 除了痴呆之外，血管性痴呆还可能伴有四肢无力或者运动功能丧失的症状。
- 患者有时会出现饮食异常：进食过多或者太少。
- 高血压。
- 情绪不稳定，且整体生活能力水平忽高忽低。

路易体痴呆的主要症状：

- 路易体痴呆的原因至今未知。这种疾病通常在 57~67 岁出现，男性稍稍多于女性。所谓路易体，就是大脑皮层中异常的蛋白质积累。
- 认知功能退化，患者的交流功能也随之恶化。
- 多疑。
- 有时出现幻觉：患者会看到周围人看不到的事物。
- 身体活动和认知活动减缓。
- 记忆力减退。
- 容易迷茫。
- 无法进行正常的对话。
- 身体僵硬、经常跌倒。

皮克病的主要症状：

- 皮克病是额颞叶痴呆的一种。这种疾病影响大脑皮层，而且主要影响额叶。目前推断它很可能是一种遗传疾病：约 40% 的患者有患皮克病的亲戚。症状通常出现于 40~50 岁。
- 皮克病最开始时的行为变化最明显：患者的行为失常，甚至会很粗鲁。他们对周围人的态度变得冷淡，有时还会骂人或者使用不礼貌的话语。
- 强迫性的、模式化的行为。
- 没有礼貌，例如从烟灰缸拿出烟头来抽、吃同桌其他人盘子里的食物。
- 不注意外表、脏污凌乱。
- 冲动且无法自我控制，交替出现情感淡漠和失去主动性。
- 情绪不稳定。
- 患者表面上变成别人，发生人格变化。
- 在后期才会出现记忆力和智力的减弱。

与失智症相伴
——66 点总结

失智症：

- 理性的大脑功能丧失
- 患者不能理解新的事物
- 首先失去最新的记忆,整体记忆慢慢退回青春期
- 患者越来越健忘
- 患者反复说到或者问到同一件事
- 无聊:患者不能自己规划想做的活动

- 感性功能得以保留
- 共情能力完好无损
- 在没有动态刺激的环境里会出现焦躁不安的情绪
- 患者会多疑是因为他对现实的了解能力和应对能力都开始减弱并对所有的一切失去了控制力而引起的
- 攻击性是由恐惧引起的
- 恐惧源于不安全的感觉、陌生的环境或者缺乏理解的对待方式

这些事越来越困难：

- 思考、产生想法
- 选择并决定
- 预测和计划
- 理解
- 自己开始做一件事情
- 完成以前喜爱的活动
- 辨认熟人或亲属
- 识别环境
- 识别场景

- 肢体动作
- 组织语言、理解话语
- 阅读
- 说话
- 进行对话

- 自我护理和卫生
- 清洗、穿衣服、进食
- 做家务
- 金钱管理
- 认路
- 视力

我们应该做到的：

- 接受并承认一切不可能回到以前的样子
- 努力去学习失智症的相关知识
- 试图理解患者正在经历什么
- 提供安全感
- 友好地用爱心对待他们
- 有耐心
- 配合患者的节奏
- 清楚地、平静地说话
- 不要一下说得太多
- 使用简单的词汇
- 不要问（复杂的）问题

- 不要和他们争辩
- 患者生气时自己不要生气
- 不要纠正他们
- 不要训斥或者批评他们
- 不要对事和物下禁止的命令
- 不要强迫他们

- 辩解不会有好的效果

- 诚实、诚恳

- 创造一个患者熟悉的环境

- 不要购买新的、患者不认识的产品

- 了解患者的人生历程并了解他所认识的事物

- 提供框架

- 告诉他们接下来的计划,也和他们交流自己的感
  觉和问题

- 照顾、护理患者

- 保证患者一直能看到我们的行动

- 作为志愿护理的亲人和朋友,必须照顾好自己

- 给患者提供完成有益活动的机会,并让患者感到
  自己也能做出贡献

- 刺激动态不要过多,也不能完全没有

- 夸奖他们

- 为突发事件做好准备

- 不要把患者的愤怒情绪或者批评的话语放在心上

- 发挥创造力寻找解决方案

关于作者

Anneke van der Plaats 博士，社会老年医学家，作为养老院医生、科学家、教师和顾问一直是行业先驱。1983 年，她自主地成立了荷兰第一家老年人日托中心。从那时起，Anneke 的日托中心理念被政府有关部门采纳，在之后的许多年中一直被列为作为护理保障体系中的配套设置。Anneke 致力于将她的科学知识和复杂的科学理论转化为日常实践，例如通过她设立的 Het BreinCollectief[1] 进行相关知识的宣传。她还是以下书籍的合著者：

- De Wondere Wereld van Dementie（失智症的奇妙世界）(2008)
- Het demente brein（痴呆的大脑）(2014)

Dick Kits 和他的妻子是 Kroese Kits——荷兰现存成立时间最长的护理机构的所有者。自 1937 年以来，Kroese Kits 在荷兰、比利时和欧洲其他国家提供私人护理服务。除此之外，他制作了多部关于被护理者生活历程的电影。他同时也是以下书籍的作者和出版商：

- Mijn Ouders Ouder（我父亲的家长）(2006)
- Zilver is Goud（银子是金子）(2007)
- Het Nieuwe Oud 和合著者 Hedda Schut（新的老年）(2011)

---

[1] Het BreinCollectief 是在荷兰致力于将现代大脑有关科学应用于日常生活、居住、护理和福利实践中的专家合作群体。

致　谢

在写这本书的过程中，我们有幸与一些护理专业人员和经验丰富的志愿护理人员合作。他们的知识和经验做出了宝贵的贡献。

首先感谢 Irene Nieboer，私人护士。她有一天打电话给 Anneke 问道："我已经把我所有知识、方法和技巧都用上了，可是护理对象还是焦躁不安的话，我还能做些什么？"在和她进行一番深入讨论之后，写这本书的想法也随之诞生了。感谢她在审读书稿的过程中给出的高贵意见和提示。

此外，感谢 Irma、Tonny、Manon、Wilma、Marja、Zara、Petra、Marianne、Margreet、Lian、Paula、Alberta、Ali、Linda 和 Jos。你们的灵感和经验直接或者间接融入了这本书中。

感谢 Bernhard! 你的写作才华是这本书的点睛之笔。

尾 注

1—第 38 页：Frits de Lange，教授，在荷兰格罗宁根新教神学大学（PThU）担任伦理学教授。最近几年，他从神学和哲学的角度来研究人的衰老。他写了很多相关的书，其中包括 Loving Later Life – an ethics on aging（2015）。

2—第 46 页：Erik Scherder 教授是阿姆斯特丹自由大学（VU）临床神经心理学教授。他经常在荷兰电视节目中露面，因此闻名。

3—第 68 页：David Servan-Schreiber 教授（1961—2011）曾任匹兹堡大学临床精神病学教授和 Essentia Consulting 的主席。该组织为医院和其他机构设计压力管理的课程计划。在他的畅销书"您的大脑作为医药"中描述了基于大脑自身治疗能力的 7 种自然疗法。

4—第 103 页：Fiolet 博士，老年精神病学家。他的创新思想于 1995 年在 Berchhiem 小镇的一家叫做 Hillamahofje 的老年精神病科部得到推广。在这家养老院推出了一项新的、提高质量的护理措施：双重日程安排。双重日程安排的原则意味着养老院居民每天保持 6 小时活动、6 小时休息的节奏，而且在居民不休息的时候才提供活动。在这种原则的指导下，居民下午休息，所以晚上可以晚一点睡觉，并以此改善睡眠。结果，居民对药物的需求减少、焦躁不安的情绪也相对减少，且生活品质体验提高。

5—第 105 页：Erik Storck 在医疗产业担任理疗师。除此之外，他还是触觉治疗师、沟通分析（TA）教练、感觉运动整合（Sensomotor integration，SI）治疗师，并提供 SI 课程及其他的培训。SI 是指感官与目标导向运动之间的相互作用。换而言之，它是我们观察世界的方式和我们的行动之间的合作。